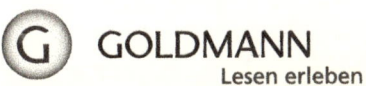

GOLDMANN

Lesen erleben

5 + 2 = schlank ist die revolutionäre Teilzeit-Diät, die Ihr Leben verändern wird. Mit diesem einfachen, flexiblen und gesunden Abnehmprogramm können Sie dieselben Resultate erzielen wie mit einer Vollzeitdiät. Und das Beste: Sie dürfen weiterhin alles essen, was Sie lieben, und erreichen nicht nur Ihr Idealgewicht, sondern weitere positive Effekte, wie etwa eine vorbeugende Wirkung gegen Krebs, Herzerkrankungen, Alzheimer oder Diabetes Typ 2. Und das einfach, indem Sie an zwei Tagen in der Woche weniger essen!

Kate Harrison weiß als begeisterte Anwenderin ganz genau, wovon sie schreibt: Früher hangelte sie sich von einer Diät zur nächsten samt anschließendem Jo-Jo-Effekt. Doch nun hat sie den Kampf gegen ihr Übergewicht gewonnen. In diesem Buch teilt sie ihre Erfahrungen, gibt praktische Tipps, erläutert wissenschaftliche Hintergründe, schlägt Rezepte vor und erzählt Fallgeschichten, die verdeutlichen, dass die 5:2-Revolution wirklich funktioniert.

Autorin

Kate Harrison ist Journalistin und Autorin mehrerer Bücher. Sie arbeitete für eine Nachrichtenagentur sowie als Reporterin, Produzentin und Programmentwicklerin für die BBC. Sie schrieb für überregionale Zeitungen und Magazine wie *The Telegraph*, *Mail on Sunday*, *Red* und *Cosmopolitan*. Sie lebt in Brighton.

Kate Harrison

5 + 2 = schlank

So leicht kann Abnehmen sein:
5 Tage essen, 2 Tage reduzieren

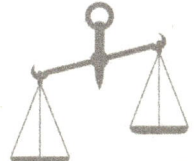

Aus dem Englischen
von Gabriele Lichtner

GOLDMANN

Alle Ratschläge in diesem Buch wurden von der Autorin und vom Verlag sorgfältig erwogen und geprüft. Eine Garantie kann dennoch nicht übernommen werden. Eine Haftung der Autorin beziehungsweise des Verlags und seiner Beauftragten für Personen-, Sach- und Vermögensschäden ist daher ausgeschlossen.

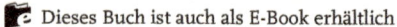 Dieses Buch ist auch als E-Book erhältlich

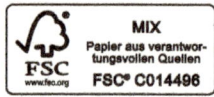

Verlagsgruppe Random House FSC® N001967
Das für dieses Buch verwendete FSC®-zertifizierte Papier *Classic 95*
liefert Stora Enso, Finnland.

4. Auflage
Deutsche Erstausgabe Juni 2014
Wilhelm Goldmann Verlag, München,
in der Verlagsgruppe Random House GmbH
© 2014 der deutschsprachigen Ausgabe
Wilhelm Goldmann Verlag, München,
in der Verlagsgruppe Random House GmbH
© 2013 Kate Harrison
Originaltitel: The 5:2 Diet Book
Originalverlag: Orion Books, an imprint of Orion Publishing Group Ltd., London
Umschlaggestaltung: Uno Werbeagentur, München
Umschlagillustration: FinePic®, München
Redaktion: Ruth Wiebusch
Satz: Uhl + Massopust, Aalen
Druck und Bindung: GGP Media GmbH, Pößneck
KW · Herstellung: IH
Printed in Germany
ISBN 978-3-442-17451-5
www.goldmann-verlag.de

Besuchen Sie den Goldmann Verlag im Netz

Inhalt

Teil zwei: 5:2 auf Ihre Art
Durch Planen und Anpassen
an Ihre Person zum Erfolg

Teil drei: Essen auf 5:2-Art
Fertigmahlzeiten oder selber kochen –
Sie entscheiden!

Warum das Lesen dieses Buches Ihren Körper und Ihre Zukunft grundlegend verändern wird

Stellen Sie sich eine Diät vor, bei der Sie die meiste Zeit genau die Sachen essen können, die Sie mögen.

Die Ihnen ermöglicht, kontinuierlich abzunehmen.

Die Ihr Risiko verringern könnte, Krebs, Herzerkrankungen, Diabetes und Alzheimer zu bekommen.

Die Ihren Geist schärft und Ihren Körper leistungsfähiger macht.

Die Ihre Einstellung zu Hunger und Nahrung für immer verändert.

Eine Diät, die ohne spezielle »kalorienarme« oder »kalorienreduzierte« (»light«) Nahrungsmittel funktioniert und Ihnen Sonderausgaben erspart.

Die vollkommen flexibel ist und die sich Ihrem Lebensstil anpassen lässt.

Die für Männer und Frauen gleichermaßen geeignet ist, sowohl für Diätneulinge als auch diejenigen, die schon jede Diät ausprobiert haben.

Eine Diät, die Sie Ihr Leben lang beibehalten möchten.

Stellen Sie sich nicht länger vor, wie es sein könnte.
Die 5:2-Diät gibt es wirklich!

Liebe Leserin, lieber Leser!

Vor sechs Monaten sah ich eine Fernsehsendung, die mein Leben verändert hat.

Beim Schreiben dieses Satzes habe ich zuerst gezögert, weil er sich so übertrieben und kitschig anhört, aber er ist tatsächlich wahr. Diese 60 Minuten vor dem Fernseher haben dazu geführt, dass sich meine Einstellung zu Diäten grundlegend geändert hat. Ich habe von einem aufregenden neuen Zweig der Medizin erfahren und das Rüstzeug bekommen, um mit der Veränderung meines Körpers zu beginnen.

Natürlich musste ich die harte Arbeit selbst tun, aber das Programm hat mir die Tür zur Welt des intermittierenden Fastens und der Kalorienrestriktion geöffnet – der offizielle Name für eine neue Art, sich zu ernähren und seine Gesundheit zu fördern, die bereits eine wachsende Zahl von Anhängern in der ganzen Welt hat. Viele dieser Menschen teilen im vorliegenden Buch ihre Erfahrungen mit Ihnen – Erfahrungen, die Sie inspirieren werden, ihrer Führung zu folgen!

Was ich gelernt habe, hat mir das Gefühl gegeben, wieder die Kontrolle über mein Essverhalten zu haben und nicht mehr vom Essen beherrscht zu werden. Es hat mir auch neue Hoffnung gemacht, dass ich etwas Konstruktives tun kann, um das Risiko zu verringern, Krebs, Demenz und Diabetes zu bekommen – Krankheiten, die bei vielen Mitgliedern meiner Familie zerstörerische Auswirkungen hatten. 5:2 stellt eine Art zu leben dar, die ich befolgen möchte, nicht nur eine begrenzte Zeit, sondern… nun, mein Leben lang.

Die rasche Popularität dieses Diätansatzes ist typisch für jede Menge Diäten, die mit einem Mal zur Mode werden. Sie wissen, welche ich meine. Diese Diäten sind einen Monat lang hip und werden dann fast genauso schnell wieder vergessen.

Doch das intermittierende Fasten ist eine Diätwelle, die alles andere als schnell vorüberschwappt. Diese Art Diät ist nachhaltig, man kann sie seinem eigenen Lebensstil anpassen, und sie kann zu einem längeren Leben beitragen. Außerdem ist sie sehr einfach zu befolgen, und der Fastenteil ist lange nicht so eine Strafe, wie es sich anhört, denn – bitte flüstern! – Sie müssen keinen Tag ganz ohne Essen verbringen. Sie bauen einfach in Ihren normalen wöchentlichen Alltag einen oder zwei Tage ein, an denen Sie nur wenige Kalorien zu sich nehmen. Die übrige Zeit vergessen Sie das »Diät«-Halten! Bis Sie sich auf die Waage stellen oder die Jeans anprobieren, die Ihnen noch vor zwei Wochen viel zu eng war…

Und es geht nicht nur darum, wie Sie aussehen oder wie viel Sie wiegen – es geht auch darum, wie Ihr Körper arbeitet, bis hinunter auf die Ebene der Zellen. Wenn man seine Kalorienaufnahme für eine kurze Zeit radikal verringert, ruft das im Stoffwechsel des Körpers und in der Arbeit des Gehirns Veränderungen hervor, die das Risiko von Krankheiten verringern können, vor denen wir uns alle fürchten: Krebs, Herzerkrankungen, Alzheimer und Diabetes. Weil Ihr Körper hart arbeitet, um die Zellen zu reparieren, die durch einen ungesunden Lebensstil und den Alterungsprozess beschädigt wurden, kommt es zu positiven Auswirkungen auf Körper und Gehirn.

Die Gesundheitsvorteile sind so bedeutend, dass Menschen

sich für diese Art des Essens entscheiden, auch wenn sie gar kein Übergewicht haben – ich zum Beispiel habe nicht die Absicht, mit dieser Art »Diät« aufzuhören, obwohl ich mich bereits meinem Idealgewicht nähere. Denn die dadurch entstehenden Veränderungen bringen mich dazu weiterzumachen. Ich habe mehr Energie als früher, meine Lebenseinstellung ist positiver, ich fühle mich jünger – und sehe auch so aus.

Diese Methode hilft auch Ihnen, Ihre Einstellung gegenüber der Ernährung und der Art zu essen zum Besseren zu verändern. Tatsächlich möchten viele die Methode gar nicht als Diät bezeichnen, weil so viele Diäten versagen, bei denen es um die Kontrolle der Kalorienaufnahme geht. Zum Glück spielt es nicht die geringste Rolle, ob Sie die 5:2-Methode eine Diät, eine Art zu essen, eine Herangehensweise oder einen Lebensstil nennen – wichtig ist, dass diese Methode nachhaltig, vernünftig und einsichtig ist. Und dass sie funktioniert.

Die Vorteile des »Fastens« sind in Medizinerkreisen schon seit einiger Zeit bekannt, aber nun findet diese Art zu essen endlich weite Verbreitung. Es gibt keine versteckten Tricks, keine Komplikationen, keine überteuerten Nahrungsergänzungsmittel und keinen ekelhaften Essensersatz. Tatsächlich werden Sie bei dieser Art zu essen sogar Geld sparen.

Dies ist eine Diät, der sowohl Männer als auch Frauen gerne folgen, weil sie so flexibel und unkompliziert ist. Die Diättage sind eine Mini-Pause, in der man sich keine Gedanken ums Essen macht – und weil man nur einen oder zwei Tage in der Woche vorsichtig sein muss, hat man nicht das Gefühl, etwas zu entbehren. Darüber hinaus gibt es Hinweise aus der Forschung, dass sogar, wenn man an den Genusstagen essen kann, was man möchte, die

Diäthaltenden sich nicht überessen. Sie verspüren kein Bedürfnis, die Fastentage durch große Essensmengen auszugleichen. Dieser positive Aspekt wird durch meine eigene Erfahrung und die Hunderter anderer, die 5:2 machen, erhärtet – ohne überhaupt darüber nachzudenken, gewöhnen wir uns ein gesünderes Essverhalten an.

Dieses Buch enthält alle Informationen, die Sie brauchen, um gleich morgen anzufangen. Oder Sie können auch heute noch loslegen – falls Sie vor dem Frühstück lesen!

Schritt für Schritt wird Ihnen gezeigt, wie Sie sich einen Lebensstil aneignen können, der Ihren Bedürfnissen und Zielen entspricht. Dabei gibt es keine Liste, die Ihnen vorschreibt, was Sie tun müssen und nicht tun dürfen, keine »verbotenen« oder »sündigen« Nahrungsmittel. Sie finden das Maximum an Kalorien heraus, das Sie an Ihren Diättagen essen können, und halten sich an diese Begrenzung; entweder an einigen Tagen in der Woche oder auch nur an einem einzigen, oder an jedem zweiten Tag, je nachdem, wie viel Sie abnehmen wollen – wenn überhaupt. Die restlichen Tage der Woche essen Sie ganz normal.

Wenn es so einfach ist, fragen Sie sich vielleicht, warum brauche ich dann ein Buch? Möglicherweise brauchen Sie es nicht. Wenn Sie sich an Ihren »Fasten«-Tagen auf etwa 500 Kalorien (als Frau) oder 600 (als Mann) beschränken, dann wird Ihnen das mit ziemlicher Sicherheit große Vorteile bringen.

Als ich jedoch anfing, dieses Programm zu befolgen, war mir vieles nicht ganz klar, und ich hatte eine Menge Fragen. Leider habe ich vergeblich nach einer Anleitung gesucht, die mich hätte unterstützen können. Darum habe ich dieses Buch geschrieben. Nachdem ich für mich selbst alle Informationen, die ich finden konnte, gesammelt hatte, fand ich es sinnvoll, daraus die Anleitung zusammenzustellen, die mir gefehlt hatte... Hier ist sie also.

Dieses Buch kann Ihr Gefährte sein, wenn Sie diesen neuen Weg beschreiten, mit vielen praktischen Informationen, Rezepten, Essensplanern und Ermutigungen. Das alles wird Ihnen helfen, eine neue Art der Ernährung in Angriff zu nehmen und Ihren Körper und Ihre Einstellung zum Essen für immer zu verändern. Schon bald wird Ihnen das Ganze völlig natürlich vorkommen – die Fallstudien und wissenschaftliche Forschung, die die Erfolge dieser Diät untermauern, helfen Ihnen zudem, auf dem eingeschlagenen Weg zu bleiben. Und ich habe Dutzende anderer 5:2-Diäthaltende befragt, männliche und weibliche jeden Alters, die ihre Erfahrungen, ihre Erfolge und ihre Begeisterung über die erreichten Veränderungen mit mir geteilt haben – und ich teile das wiederum mit Ihnen.

Ich bin keine Ärztin. Aber ich habe jede Menge Diäterfahrung, da bei mir zahlreiche Diäten versagt haben. Nun habe ich endlich eine gefunden, die wirkt! Und ich bin ziemlich sicher, dass sie auch bei Ihnen wirken kann. Zufällig bin ich auch Vegetarierin und ein Fan der Fernsehserie »Das große Backen«, in der die Teilnehmerinnen und Teilnehmer um die Wette backen. Doch ganz egal, ob Sie selbst gerne backen und kochen, ob Sie eine wahre Feinschmeckerin sind oder nichts mit Kochen am Hut haben, ob Sie gerne Fleisch essen oder lieber Gemüse, ob Sie die meiste Zeit zu Hause essen oder gern auf Partys unterwegs sind – diese Form der Ernährung lässt sich ganz bestimmt auch mit Ihrem Leben vereinbaren.

Es gibt jedoch einige Menschen, die diese Diät nicht befolgen sollten: Kinder und Teenager, Schwangere sowie Menschen mit einem geschwächten Immunsystem. Wenn Sie Diabetes Typ 2 oder andere Krankheiten haben, sprechen Sie bitte zunächst mit Ihrem Arzt – diese Diät könnte sich durchaus positiv auswirken, aber Sie sollten sie unter Beobachtung Ihres Arztes durchführen.

Auch wenn Sie an einer Essstörung leiden oder litten, konsultieren Sie bitte zunächst einen Arzt.

Auch wenn Sie gesund sind, reden Sie am besten vor Diätbeginn mit Ihrem Arzt über Ihr Vorhaben. Er ist bestimmt auf Ihrer Seite, und wenn Sie sich vorgenommen haben abzunehmen, erleichtern Sie ihm dadurch seine Arbeit – denn wahrscheinlich wird sich Ihr allgemeiner Gesundheitszustand erheblich verbessern! Vielleicht kennt er die 5:2-Diät auch schon. Immer mehr Ärzte sind von dieser Ernährungsweise und den wissenschaftlichen Grundlagen so beeindruckt, dass sie sie selbst durchführen!

Im Laufe des Textes finden Sie Links für weiterführende Informationen. Ich möchte betonen, dass ich diese Links lediglich als Information anbiete und keinerlei Kontrolle über deren Inhalt habe.

Gegliedert ist dieses Buch in drei Teile.

In **Teil eins** erläutere ich den Hintergrund der Diät – einschließlich medizinischer und psychologischer Forschung, die belegt, warum Ihr Körper in vielerlei Hinsicht unglaublich profitieren kann. An die vier Kapitel dieses ersten Teils schließen sich jeweils Einträge aus meinem Tagebuch an. Darin beschreibe ich die Höhen und Tiefen, die ich selbst erlebt habe, als ich mit dieser neuen Methode des Essens angefangen habe.

Teil zwei enthält alle praktischen Informationen, die Sie brauchen, um 5:2, 4:3, 6:1 oder 10in2 (1 = essen, 0 = nicht essen, in 2 Tagen) durchzuführen. Ich habe jede Menge Tipps aufgenommen, wie Sie sich auf Ihre Diättage vorbereiten und Ihre Motivation aufrechterhalten können. Daneben finden Sie Empfehlungen für sportliche Bewegung und fürs Kalorienzählen. Auch im zweiten Teil gibt es wieder viele Erfolgsgeschichten und Erfahrungen von Teilnehmern, die Ihnen helfen dabeizubleiben.

In **Teil drei** geht es hauptsächlich um Ideen für Ihre Diättage. Es werden unkomplizierte Möglichkeiten für Mahlzeiten und Snacks für jeden Geschmack vorgestellt, darunter für saisonales Essen und viele Beispielmenüs, nach denen Sie sich nicht mehr hungrig fühlen. Ich weiß, dass man häufig keine Lust hat, Essen zuzubereiten, wenn man auf Diät ist, daher sind auch Ideen von 5:2-Fans aufgenommen, die mir ihre Lieblings-Fertiggerichte mitgeteilt haben. Viele 5:2-Diäthaltende warten mit dem Kochen lieber auf ihre »Genuss«-Tage, wenn sie die Gerichte zubereiten können, die sie besonders mögen. Wenn Sie jedoch an allen Tagen Ihr Essen selbst kochen wollen, habe ich Ihnen auch dafür viele leckere Rezepte zusammengestellt.

Im **Anhang** finden Sie einen Abschnitt mit **Quellenangaben**, falls Sie mehr über diese Diätmethode lesen wollen; die Links zu den Artikeln sind nach den drei Teilen des Buches und den Kapiteln geordnet. Die angegebenen Artikel bieten detailliertere Informationen zu den jeweils behandelten Themen. Ich habe die Links abgekürzt, damit Sie sie leichter in Ihren Browser tippen können. Eine Liste dieser Links können Sie auch auf der (englischsprachigen) 5:2-Website herunterladen – unter www.the5-2dietbook.com.

Und schließlich habe ich am Ende die letzten Einträge meines Tagebuchs angefügt, in letzter Minute aktualisiert, um mit aufzunehmen, wie es mir über die Weihnachtsfeiertage und Neujahr erging. Es war viel einfacher, mir in dieser Zeit des Feierns und

Schlemmens die Pfunde »vom Leib zu halten«, als ich gedacht hätte.

Diese Diät – und dieses Buch – behandeln Sie wie eine Erwachsene beziehungsweise einen Erwachsenen. Suchen Sie sich das heraus, was Ihnen sinnvoll erscheint. Die wissenschaftliche Forschung, die sich mit diesem Thema beschäftigt, ist noch relativ jung und befindet sich in der Entwicklung. Daher gibt es auf einige Fragen bis jetzt keine endgültigen Antworten. Meine Aufgabe sehe ich darin, Ihnen alle Möglichkeiten vorzustellen, sodass Sie Ihren eigenen, ganz persönlichen Weg finden können, um das intermittierende Fasten in Ihr Leben zu integrieren.

Und zweifeln Sie nicht an seiner Wirkung – es funktioniert bei Tausenden von uns! Gerade weil diese Diät wirkt, hat sie sich so rasch verbreitet. Ganz sicher werden auch Sie Erfolge sehen.

Natürlich finde ich es wunderbar, mich schlanker zu fühlen und auch so auszusehen, aber hier geht es um weit mehr als Eitelkeit. Nicht nur in meiner Familie gibt es Krankheiten wie Krebs und Diabetes, die viel Unglück gebracht haben. Jetzt habe ich endlich das Gefühl, ganz praktisch etwas dafür tun zu können, meine Gesundheit zu verbessern und widerstandsfähiger gegen diese Geißeln zu sein.

In diesem Buch geht es nicht um Vorschriften. Es geht um Freiheit. Was hält Sie also noch zurück?

Kate Harrison

Teil eins:

DIE 5:2-REVOLUTION

Was die Diät bewirkt, wie sie funktioniert
und warum sie ideal für Sie ist

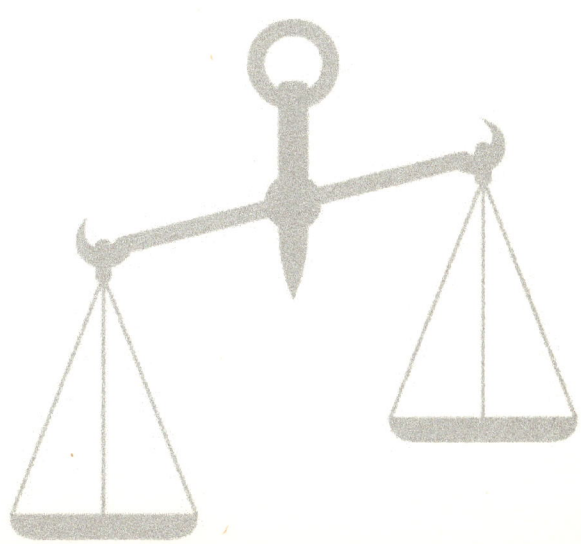

1. Leben auf 5:2-Art – genießen, fasten, glücklich sein!

Ich bin auf Diät. Aber diese ist anders.

Das ist mein Ernst. Ich verstehe Ihre Skepsis vollkommen. Fast zwei Drittel meines Lebens habe ich eine Diät nach der anderen gemacht, und 99 Prozent meines erwachsenen Lebens habe ich entweder gerade Diät gehalten oder mich mit meinem Aussehen schrecklich gefühlt.

Ich bin keine Ausnahme. Die meisten Frauen, die ich kenne – und eine wachsende Anzahl Männer –, haben zu ihrem Körper und zum Essen eine Hass-Liebe-Beziehung. Okay, wir können Filmschauspielerinnen mit Größe null dafür verantwortlich machen, die uns unrealistische Erwartungen an unser Aussehen vermitteln – und die uns dazu bringen, zum Trost zur Keksdose zu greifen. Oder wir können unser Problem auf multinationale Lebensmittelkonzerne oder Fastfood-Ketten schieben, die uns dazu bringen möchten, mehr zu essen, mehr, mehr, MEHR! Aber abgesehen davon, keine Hollywood-Filme mehr anzusehen oder unser Essen selbst anzubauen und zuzubereiten, können wir wenig gegen die äußeren Ursachen dessen tun, was in der Presse als Fettleibigkeits-Epidemie bezeichnet wird.

Was wir jedoch tun *können*, ist, uns eine Art zu essen anzugewöhnen, die etwas bei uns selbst verändert.

Zu meiner großen Überraschung glaube ich, dass ich diese nun endlich gefunden habe, im reifen Alter von 44 Jahren.

Für mich – und viele andere, deren Berichte Sie in diesem Buch lesen werden – ist diese Art zu essen *revolutionär*.

Wie das Leben mit der 5:2-Diät aussieht

Heute Morgen habe ich mir zum Frühstück ein Schoko-Mandel-Croissant aus der besten Bäckerei, die ich kenne, schmecken lassen. Diese Bäckerei hatte mich mit ihren verbotenen Leckereien gequält, seit ich in ein Haus etwa 35 Schritte entfernt gezogen war.

Heute quält sie mich nicht mehr, im Gegenteil! Denn dank der 5:2-Diät weiß ich, dass ich mir solche Leckereien gönnen kann – gelegentlich sogar im Übermaß – und trotzdem abnehme.

Morgen werde ich dafür fasten. Es ist der erste von zwei Fastentagen in dieser Woche (das ist die 2 in 5:2), an denen mein Essverhalten ein ganz anderes ist. Genau genommen ist es kein wirkliches Fasten, weil ich bis zu drei kleine Mahlzeiten essen kann – aber die meisten 5:2-Diäthaltenden nennen diese Tage mit stark reduzierter Kalorienaufnahme Fastentage.

Ich werde etwa 25 Prozent der Kalorien zu mir nehmen, die mein Körper tatsächlich benötigt. Bei dieser Kalorienmenge verändert sich die Art, wie mein Stoffwechsel arbeitet; glücklicherweise fühle ich mich nicht schwach oder unerträglich hungrig, wie es beim tatsächlichen Fasten ganz ohne feste Nahrung passieren könnte.

Höchstwahrscheinlich werde ich mittags und abends etwas essen: Da Winter ist, gönne ich mir mittags vielleicht eine Suppe und als Abendessen Gemüsecurry, dazu noch etwas Extragemüse und eventuell einen Joghurt oder ein Stück Obst als Dessert.

Ja, das *ist* nicht viel – aber es macht mir nichts aus, weil ich am Tag danach das Zählen von Kalorien vergessen und alles essen kann, was ich möchte.

Plötzlich geht es beim Essen überhaupt nicht mehr um Verbotenes. Ich halte mich mit Genuss an eine ausgewogene Ernährung und habe kein schlechtes Gewissen, wenn ich in Gesellschaft eine Flasche köstlichen Rotwein trinke oder am Sonntag zum Brunch ein komplettes englisches Frühstück verzehre.

Solange ich an zwei Tagen in der Woche sehr genau auf mein Essverhalten achte, weiß ich, dass ich an den restlichen Tagen bei allem, das ich besonders mag, zugreifen kann – und trotzdem abnehme.

Seit ich diese Art zu essen vor etwas mehr als fünf Monaten entdeckt habe, habe ich neun Kilo abgenommen, ohne etwas wegzulassen; ich habe Käse und Schokolade gegessen und ab und zu einen Cocktail getrunken (in meinem Fall einen Mojito). Wahrscheinlich esse ich an meinen fünf »normalen« Tagen ausgewogener als vorher, aber ohne bewusste Veränderungen vorgenommen zu haben. Mir ist heute einfach stärker als früher klar, was mein Körper braucht und wann er etwas braucht. Ich esse, wenn ich Hunger habe, ohne mich zu überessen.

Und ich genieße jeden Bissen.

Doch das Essen ist nur ein Teil der Veränderung. Ich wache mit mehr Energie auf, meine Stimmung ist positiv, obwohl ich an einem nassen und windigen Januartag am Schreibtisch sitze. Ich fühle mich entspannt und meiner Aufgabe gewachsen.

Verlassen Sie sich nicht nur auf meine Worte

Ich bin mit Dutzenden Diäthaltenden in Kontakt, die dabei sind, ihr Leben für immer zu verändern.

Als Linda sich im November 2012 bei mir meldete, hatte sie gerade zum ersten Mal gefastet, nachdem sie vorher über Jahre zahlreiche Diäten versucht hatte. Sie wollte zweimal in der Woche einen Fastentag einlegen, und wenn es funktionierte, scherzte sie, würde sie im Alter von 100 Jahren einen Marathon laufen.

Oder jedenfalls dachte ich, sie würde scherzen. Jetzt ist Januar, und wenn man bedenkt, was für einen erstaunlichen Fortschritt sie schon gemacht hat, dann ist sie wohl auf dem besten Weg dorthin.

Ich habe 14 Kilo abgenommen. Jetzt wiege ich 63,5 Kilo und möchte nicht mehr als weitere neun Pfund verlieren. Ich mache nun seit einigen Wochen 5:2 oder 6:1. Wenn ich mein Wunschgewicht erreicht habe, werde ich ganz sicher mein Leben lang weiter

*einen Tag in der Woche fasten. Bevor ich die Diät begonnen habe,
hatte ich wenig Energie und hielt fast immer einen Nachmittags-
schlaf – ich bin 63 Jahre alt und im Ruhestand. Aber jetzt habe
ich mit dem »Couch to 5K«-Laufprogramm begonnen (ein vom
staatlichen britischen Gesundheitsdienst empfohlenes Programm,
Anm.d.Ü.). Ich jogge jetzt die zweite Woche, und mein Ziel ist,
an den Tagen, an denen ich nicht jogge, drei Kilometer zu gehen.
Anstatt den Bus zu nehmen, gehe ich jetzt immer öfter zu Fuß.*

LINDA, 63

Die 5:2-Diät funktioniert in jedem Alter und bei Männern
wie Frauen. Softwareentwickler Andrew und vier Arbeitskollegen sowie eine -kollegin beschlossen, die Diät gleichzeitig
zu beginnen. Keiner der Männer hatte zuvor eine Diät mit
einem bestimmten Programm befolgt, doch die Unkompli-
ziertheit und das wissenschaftliche Fundament dieses Ansatzes hatten sie überzeugt. Inzwischen machen die fünf
seit 14 Wochen die 5:2-Diät:

*Ich habe in 14 Wochen fünf Kilo abgenommen, damit habe ich
mein Zielgewicht erreicht. Wir fühlen uns alle weniger müde, und
inzwischen ist die Diät sehr leicht zu befolgen. Tatsächlich freuen
wir uns auf unsere Diättage. Wir haben insgesamt etwa gleich
viel abgenommen, aber bei der 5:2-Diät geht es nicht hauptsächlich ums Abnehmen, sondern um die Gesundheit. Die Verbesserungen beim Blutdruck und beim Cholesterinspiegel usw. sind der
Grund, warum wir weitermachen.*

ANDREW, 42

27

Fünf Kilo sind ein eindrucksvoller Gewichtsverlust. Aber was denken unsere Diäthaltenden selbst davon? Der 34-jährige Sunil begann mit einem sehr klaren Ziel:

Meine Hauptmotivation für die Diät ist die Senkung meines Cholesterinspiegels – ich bin Inder, in Großbritannien geboren, und esse meist indisch, was nicht gerade gut für die Cholesterinwerte ist. Ich wollte eine Diät, die keine Auswirkungen auf meinen normalen Lebensstil hat, und da ist 5:2 gut geeignet. Diese neue Form des Essens ist so einfach. Sogar die ersten ein, zwei Wochen sind nicht schwer, nur braucht man am Anfang etwas Disziplin. Inzwischen denke ich an den Diättagen gar nicht mehr an Hunger, ich fühle mich ganz normal. Ich finde, dass mein Appetit in der Woche im Allgemeinen weniger geworden ist. Früher hatte ich oft die Neigung, mich abends nach dem Abendbrot zu überessen. Ich habe 3,2 Kilo abgenommen und in meinem Gürtel ein zusätzliches Loch angebracht. Bald werde ich meinen Cholesterinspiegel überprüfen lassen.

SUNIL, 34

Der 41-jährige Softwareingenieur Kostas war immer sportlich, hatte aber Probleme mit seinem Blutdruck und Übergewicht. Bis jetzt.

Ich habe zwei Kilo abgenommen. Ich fühle mich psychisch viel besser und weniger aufgebläht, sodass meine Kleidung lockerer sitzt. Die Diät funktioniert, und es gibt Hunderte Mahlzeiten, die man für einen Fastentag planen kann. Man ist gesünder, ohne dass man das Gefühl hat, etwas zu entbehren. Diese Art Ernäh-

rung wird schließlich zu einem Lebensstil werden. Ich habe jetzt ein Bewusstsein dafür, was und wie viel ich esse, auch während der Tage, die keine Diättage sind. Ich habe nicht das Gefühl, mir irgendwelche Nahrungsmittel, die ich mag, verbieten zu müssen, weil ich mir sage, dass ich sie ja an den Nicht-Fastentagen essen kann. An den Fastentagen ist es, als würde ich mich innerlich reinigen.

KOSTAS, 41

Myfanwy haben vor allem die Freiheiten der Diät und die Kostenersparnis überzeugt. Sie hat schon acht Pfund verloren. Zu Beginn war sie nur leicht übergewichtig, und sie nahm kontinuierlich ab. Außerdem stellte Myfanwy eine anhaltende und willkommene Senkung ihres Blutdrucks fest.

Was das Gewicht angeht, freue ich mich, schlanker zu sein und Sachen tragen zu können, von denen ich im Traum nicht gedacht hätte, dass sie mir je wieder passen. Ich kann die Diät gut mit meinem Leben vereinbaren – Arbeit, Kinder im Teenageralter, Außer-Haus-Essen, Feiern. Und das Ganze kostet nichts! Ich spare sogar, denn an den Fastentagen gibt es kein Mittagessen und keine Snacks. Man muss nicht dauernd auf komplizierte Art Kalorien berechnen, und man hat keine Schuldgefühle wie bei anderen Diäten, wenn man es nicht schafft, sie jeden erbärmlichen Tag durchzuhalten.

MYFANWY, 49

Die Flexibilität dieses Ansatzes führt dazu, dass die Diäthaltenden verschiedene Ansätze ausprobieren: Einige der von

mir befragten Männer haben sich für eine strenge Fasten-
regelung entschieden, weil das einfach ist und schnell wirkt:

*Ich habe in der Vergangenheit einen begrenzten Erfolg damit
gehabt, während einer Diät Kalorien zu zählen. Aber ich habe
es nie geschafft, das als meinen Lebensstil zu übernehmen. Jetzt
habe ich in weniger als vier Wochen enorm viel abgenommen
und fünf Zentimeter Taillenumfang verloren. Fantastisch! Weil
ich keine Kalorien zählen muss, ist diese Diät für mich leichter
umzusetzen. Ich finde, es ist viel einfacher, an den Fastentagen
nur mit Wasser zu fasten, als die 500 bis 600 Kalorien zu sich
zu nehmen.*

ROB, 42

Die gesündeste Diät?

So weit, so gut. Wir verlieren Gewicht und Taillenumfang
und sind motiviert.

Aber es gibt andere, sogar wichtigere Gründe, warum
viele von uns sich für diese Diät entschieden haben:

*Meine Mutter hatte jede Krankheit unter der Sonne, und ich
möchte nicht in ihre Fußstapfen treten. Ich habe eine junge
Familie und will für sie da sein, und Gewichtsabnahme und
Gedächtnisverbesserung wären ein Bonus. Ich habe schon zwölf
Kilo abgenommen und mehrere Zentimeter weniger Bauchum-
fang – was wahrscheinlich auch das Risiko von Herzerkrankungen verringert. Außerdem ist meine Haut nicht schlaff geworden,*

und meine Brüste sind gleich groß geblieben, obwohl ich bei anderen Diäten dort zuerst abgenommen habe!

FIONA, 41

Ich wollte meinen Blutdruck und meinen Cholesterinspiegel senken, und nach zwei Monaten gibt es schon ein erfreuliches Ergebnis. Die Diät ist einfach, und je länger man sie macht, desto einfacher wird es. Mir gefällt auch, dass sie wissenschaftlich fundiert ist.

PAUL, 47

Ich fing mit 5:2 an, um abzunehmen und aus gesundheitlichen Gründen. Mein Vater hatte Alzheimer, und außerdem habe ich zu hohen Blutdruck.

SARAH, 49

Wie Fiona und Sarah macht auch mir die Krankheitsgeschichte meiner Familie Sorgen, vor allem das Auftreten von Diabetes und Krebs. Ich bin noch zu jung, um am offiziellen Brustscreening-Programm Großbritanniens teilzunehmen, aber ich lasse jedes Jahr eine Mammographie machen, weil so viele meiner weiblichen Verwandten Krebs bekommen haben – darunter meine Mutter, meine Tante und meine Großmutter.

Aber was ich erfahren habe, seit ich mich intensiv mit dieser Diät beschäftige, hat mir neue Hoffnung gegeben. Um nur ein Beispiel zu nennen: Bei einer groß angelegten Studie wurden Frauen meines Alters, die ebenfalls ein erhöhtes Brustkrebsrisiko hatten, auf eine Diät in der Art von 5:2

gesetzt. Die Ergebnisse sind ermutigend. Die Frauen berichteten von Gewichtsverlusten – was an sich schon hilft, das Risiko des Auftretens mehrerer Krebsarten zu verringern. Darüber hinaus hoffen die Forscherinnen auch, dass diese Art des intermittierenden Fastens körperliche Veränderungen herbeiführen kann, die im Besonderen eine Senkung des Brustkrebsrisikos bewirken.

Die Studie zeigt außerdem Verbesserungen in der Art, wie der Körper der Frauen auf Insulin reagiert. Für mich ist auch das von besonderer Bedeutung, da ich ein sehr großes Risiko habe, Diabetes Typ 2 zu bekommen, mit allen Komplikationen, die das mit sich bringen kann.

Für welche Krankheiten auch immer Ihre Familie besonders anfällig sein mag, die Chancen stehen ausgezeichnet, dass 5:2 Ihr Erkrankungsrisiko reduziert. Diese Art der Ernährung ist eine rundum großartige Sache, weil sie eine unglaublich mächtige Wirkung auf Ihren Körper hat – und auf Ihren Geist.

Die Diät, die erfolgreich ist, wo andere versagt haben?

Die 5:2-Diät wirkt bei allen Erwachsenen, aber nach den Berichten der Teilnehmer zu urteilen scheinen sich vor allem Menschen über 35 von ihr angezogen zu fühlen. Etwa in diesem Alter stellen viele fest, dass es langsam schwieriger wird abzunehmen. Auch werden wir uns stärker unserer eigenen Sterblichkeit bewusst und nehmen die gesundheitlichen Probleme intensiver wahr, mit denen unsere Eltern oder andere Familienmitglieder zu tun haben.

Ich passte nicht mehr in meine Kleider, ich sah die fürchterli-chen Fotos vom 50. Geburtstag meines Bruders, auf denen man sieht, dass wir alle übergewichtig sind. Und ich machte mir Sor-gen um meine Gelenke; ich hatte Angst, durch Fettleibigkeit be-hindert zu werden. Meine Mum verliert ihr Kurzzeitgedächtnis, und wenn Fasten etwas dagegen ausrichten kann, will ich es ver-suchen. Ich brauche mein Gehirn. Ich habe jetzt ein kleines biss-chen mehr Hoffnung, einige der Krankheiten vermeiden zu kön-nen, die meine Eltern haben – und die schon meine Großeltern hatten, bevor sie gestorben sind.

LINDA, 52

Ich habe eine englischsprachige Facebook-Gruppe ins Leben gerufen, unter facebook.com/groups/the52diet. Ich möchte Sie einladen, vorbeizukommen und »Hallo« zu sagen. Oder schauen Sie in unserem neuen Forum auf 5-2dietbook.com vorbei, das voller motivierender Geschichten von Männern und Frauen jeden Alters und der unterschiedlichsten Berufe ist. Sie berichten alle von den gleichen großartigen Ergeb-nissen – man nimmt nicht nur ab, sondern hat auch das Ge-fühl, seinem Körper etwas Gutes zu tun.

Der große Vorteil, den die 5:2-Diät gegenüber anderen Diäten hat, besteht darin, dass sie physiologische Verände-rungen herbeiführt, die dem Körper – und auch dem Geist – helfen, sich selbst zu heilen.

Fasten setzt unseren Körper unter Stress, aber die Art, wie

wir auf diesen Stress antworten, hat anscheinend ungeheuer positive Auswirkungen. Wissenschaftliche Studien an Menschen und Tieren zeigen, dass Fasten die Produktion des IGF-1-Hormons herabsetzt, eines Hormons, das beim Entstehen von Krebs eine Rolle spielt. Intermittierendes Fasten aktiviert Prozesse im Körper, bei denen Körperzellen repariert werden, und senkt die Insulinproduktion, was wiederum die Wahrscheinlichkeit verringert, dass der Körper Fettvorräte anlegt.

Die Wirkungen auf das Gehirn sind genauso erstaunlich. Zum Beispiel scheint das intermittierende Fasten das Risiko verringern zu können, an Alzheimer oder anderen Formen von Demenz zu erkranken. Auf einer eher kurz- oder mittelfristigen Ebene bemerken viele eine Verbesserung ihrer Stimmung, und Fasten könnte sogar bei Depressionen hilfreich sein.

Diese beschriebenen Wirkungen sind natürlich für den Einzelnen nicht so leicht messbar wie ein Gewichtsverlust – aber immer mehr Studien weisen darauf hin, dass diese Art der Ernährung positive Wirkungen hat, die über den Vorteil der Gewichtsreduzierung weit hinausgehen.

In Kapitel drei und vier werde ich näher auf die medizinische Forschung und die wissenschaftlichen Hintergründe eingehen – garantiert ein faszinierender und motivierender Lesestoff!

Wieder die Kontrolle über seinen Körper übernehmen

Es gibt noch einen Vorteil, der zwar in der BBC-Fernsehsendung damals nicht erwähnt wurde, aber die Einstellung und das Leben vieler 5:2-Diäthaltenden verändert hat.

Als ich das 5:2-Prinzip entdeckte, hatte ich bereits mehr oder weniger resigniert und mich damit abgefunden, dass ich mein Leben lang fett sein und im Schlabberlook herumlaufen würde. Ich hatte das Gefühl, keine Kontrolle über mein Leben zu haben, und mein Mangel an Willenskraft deprimierte mich – aber ich glaubte nicht mehr daran, einen Weg finden zu können, um daran etwas zu verändern.

Zu meiner Überraschung hatten meine Fastentage eine tiefgreifende Wirkung auf meine Art zu denken und mich zu verhalten, und das nicht nur während der Zeit, in der ich meine Kalorienaufnahme bewusst einschränkte. Hunger wieder ganz bewusst wahrzunehmen und zu lernen, mit einem gelegentlichen Hungergefühl fertigzuwerden, hat mir wie vielen anderen auch geholfen, ein Gefühl dafür zu bekommen, wie mein eigener Körper funktioniert.

Ich finde die Fastentage sehr »reinigend«. Durch sie habe ich gemerkt, dass ich mit sehr viel weniger Kalorien auskommen kann, als ich dachte. Und wenn man einmal zu viel isst, zum Beispiel in den Ferien oder zu Weihnachten, kann man das relativ mühelos wieder »in Ordnung bringen«.

CLAIRE, 43

35

Diese Diät wirkt bei mir wirklich gut. Ich mag die Disziplin an den beiden Diättagen und die bewusste Wahrnehmung eines leicht unbehaglichen Hungergefühls; vor allem in Verbindung mit der völligen Freiheit an den restlichen Wochentagen.

JAMES, 43

Inzwischen bin ich fest davon überzeugt, dass die vielen Diäten mit ihrem Versprechen »Sie werden niemals Hunger empfinden« uns einen schlechten Dienst erwiesen haben. Zu wissen, ob man gerade essen möchte, weil man echten Hunger hat oder weil man frustriert ist oder Durst hat oder sich langweilt, ist eine wichtige Fähigkeit, die einem helfen kann, seine Gewichtsprobleme zu verstehen und sie unter Kontrolle zu bekommen.

Durch die 5:2-Diät habe ich wieder gelernt, was mein Körper braucht und wann er es braucht. Beim Essen geht es weniger um Gewohnheiten, sondern mehr darum, dass ich mich nach meinem Hunger richte; ich bin nicht die Einzige, die das so empfindet.

Die Diät ist ungeheuer leicht durchzuführen, und es tut gut, seinen Hunger zu spüren. Nachdem ich mir jahrelang von Diäten habe eintrichtern lassen, wenig und oft zu essen, empfinde ich es als Erleichterung, Mahlzeiten auslassen zu können, vor allem das Frühstück.

JULIA, 50

Die einfachste Diät

Die Einfachheit dieser Diät macht sie für die meisten von uns so attraktiv. Sie selbst entscheiden, wie viele Tage in der Woche Sie Ihre Kalorien einschränken wollen. Dann brauchen Sie nur noch ein paar einfache Rechenschritte durchzuführen, um Ihre »Grenze« festzulegen. Oder Sie richten sich nach dem durchschnittlichen Energiebedarf für die Fastentage: 500 Kalorien für Frauen und 600 Kalorien für Männer.

Und dann – fangen Sie an! Das Essen für die Fastentage finden Sie ziemlich sicher in Ihrem Vorratsschrank, Ihrem Kühlschrank oder ganz bestimmt in Ihrem Supermarkt um die Ecke. Sie brauchen keine speziellen Nahrungsmittel, keinen Ersatz für normale Mahlzeiten oder irgendwelche exotischen Nahrungsergänzungsmittel, die Sie für viel Geld kaufen müssen.

Was das Kochen angeht, bin ich faul, also halte ich alles ganz einfach – Bohnen auf Toast zum Mittagessen und Fertigsuppe zum Abendbrot. Damit gewinne ich keine Medaille als Meisterköchin, aber das ist mir egal, weil für mich sehr wichtig ist, dass ich die Diät ohne großes Drum und Dran durchführen kann.

KATY, 30

Die einzigen beiden Werkzeuge, die hilfreich sein können, sind eine Küchenwaage und entweder ein Buch mit Kalorienangaben für Lebensmittel oder ein Internetzugang beziehungsweise Smartphone, um Websites oder Apps für die Kalorienberechnung zu nutzen. Aber auch das brauchen Sie nicht unbedingt. Wenn Sie die Essensvorschläge in Teil drei dieses Buches übernehmen, können Sie die Diät sogar durchführen, ohne extra Kalorien zu zählen.

Ich greife gern auf Tiefkühl-Fertiggerichte zurück, mit Huhn oder Rindfleisch oder Ähnlichem. Weil auf den Packungen Gewichts- und Kalorienangaben stehen, muss ich nichts abwiegen und keine Kalorien zählen.

SALLY, 49

Ich weiß, dass nicht jeder Fertiggerichte mag, auch wenn es inzwischen einfacher als früher ist, schmackhafte Mahlzeiten zu finden, die keine oder nur wenige Konservierungsstoffe und andere Zusätze enthalten. Und sehr praktisch ist dabei natürlich, dass schon jemand anders für Sie die Portionskontrolle übernommen hat.

Die älteste Diät

Traditionell gehören Zeiten des Fastens zu beinahe jeder institutionalisierten Religion. Anscheinend gibt es also schon seit Langem ein Bewusstsein dafür, dass es Vorteile für Geist und Körper hat, eine Pause vom Essen einzulegen oder zumindest zeitweise sehr einfach und wenig zu essen.

Aber man muss keinen speziellen religiösen Glauben haben, um die 5:2-Diät durchzuführen – man nutzt einfach eine uralte Weisheit, deren Wahrheitsgehalt heute durch neueste Forschungen belegt wird.

Nicht für jeden geeignet?

Wie bereits in der Einleitung erwähnt, gibt es Personengruppen, die ihre Essgewohnheiten nicht derart grundlegend ändern sollten. Dazu gehören Schwangere, stillende Mütter, Kinder und Teenager, Menschen mit Diabetes 2, Kranke und auch Personen, die extrem dünn oder extrem übergewichtig sind. Zwar kenne ich einige Frauen, die vor nicht allzu langer Zeit Mutter geworden sind, und auch stark übergewichtige Personen, die diese Diät trotzdem erfolgreich durchführen. Ich rate aber jedem, in solchen Fällen damit auf keinen Fall ohne ärztliche Beobachtung zu beginnen.

Das gilt ebenso für Menschen, die von Essstörungen betroffen sind oder waren oder die psychische Probleme im Zusammenhang mit Essen oder ihrem Äußeren haben. Die meisten von uns haben kein Problem damit, sich daran zu gewöhnen, an ein paar Tagen in der Woche weniger zu essen; aber es mag Einzelne geben, die zu einem so extremen Verhalten neigen, dass sie ihre geistige oder physische Gesundheit schädigen. Wenn Sie auch nur im Geringsten befürchten, mit der Diät etwas falsch machen zu können, dann sprechen Sie *auf jeden Fall* mit einem Spezialisten darüber.

Ohnehin ist es eine gute Idee, über diese Diät wie auch über jede andere Ernährungsumstellung mit Ihrem Hausarzt zu sprechen. Sally tut dies bereits:

Ich würde empfehlen, Ihren Arzt einzubeziehen und sich dort auch regelmäßig wiegen zu lassen. So kann er auf Ihren Zustand achten und überprüfen, welche Auswirkungen die Diät bei Ihnen hat. Die meisten Ärzte werden es unterstützen, wenn ihre Patienten abnehmen möchten.

SALLY, 49

Ich gebe zu, dass ich selbst diesen Weg nicht beschritten habe. Mein Arzt hatte mir bereits empfohlen abzunehmen, und ich wusste, dass meine wichtigsten Gesundheitsindikatoren – Blutdruck, Herzfrequenz, Nüchternblutzucker – keinen besonderen Anlass zur Sorge gaben. Aber ich wusste auch, dass ich auf die Unterstützung meines Arztes rechnen konnte, falls es nötig werden würde. Ich freue mich jetzt schon auf meinen nächsten Check-up, damit ich von offizieller Seite hören kann, dass ich in besserer Form bin! Wie Sie gleich sehen werden, war es ein langer Weg…

In Kapitel zwei gehe ich auf die Mathematik des Gewichtsverlustes ein und darauf, in welcher Beziehung sie zur Methode 5:2 steht. Aber zuvor – mit einer Entschuldigung an Bridget Jones – lesen Sie den ersten Eintrag meines 5:2-Tagebuchs. Es beginnt an dem Tag, der für mich alles verändert hat: der 6. August 2012.

Kates 5:2-Tagebuch Teil eins:

6. August 2012

Eine Couch-Potato sieht fern und fasst einen Entschluss
Gewicht: 73 Kilogramm
Stimmung: schuldbewusst, resigniert

Heute bin ich so fett, wie ich noch nie war.

Obwohl ich allein in diesem Jahr schon drei Diäten angefangen habe, werde ich immer dicker. Ich wiege 73 Kilo und bin nur 1,63 Meter groß – wenn ich sehr gerade stehe. Das heißt, dass ich einen BMI von 27,6 habe. Und alles über 25 bedeutet Übergewicht. 70 Kilo waren schlimm genug. Ich dachte, dass dies die mentale Grenze sei, der Moment, in dem ich aktiv werden würde, aber ich nehme immer weiter zu.

Meine Jeans Größe 40 (die ich eher als Größe 42 betrachte, da sie sehr großzügig geschnitten sind) kneifen in der Taille, mein BH ist zu eng, und wenn ich irgendwas anderes als ein Schlabberoberteil trage, zeichnen sich überall Speckwülste ab. Am allerschlimmsten: Mein Bauch ist wabbelig. Ich hatte immer weibliche Kurven, mit breiten Hüften und großem Busen, aber jetzt holt mein Bauch auf.

Hat irgendjemand meine Willenskraft gesehen?

Ich befinde mich in einer Abwärtsspirale. Ich fühle mich ohne

Selbstdisziplin, unästhetisch und alt. Und ich bin sehr, sehr sauer auf mich selbst. Ich will nicht drei Pfund im Jahr zunehmen und Größe 44 tragen, bevor ich 50 bin! Und mich schämen, an den Strand zu gehen, weil ich wie diese kleinen, dicken Damen auf den Postkarten aus Seebädern aussehe.

Aber leider schwindet mit zunehmendem Alter auch noch meine Willenskraft. Vor ein paar Jahren habe ich es geschafft, mein niedrigstes Gewicht als Erwachsene zu erreichen – nymphenhafte 54 Kilo –, und zwar mit einer vegetarischen Niedrigkalloriendiät. Ich fühlte mich richtig gut, trug zum ersten Mal enge Jeans und aß mit Vergnügen viel leckeren Käse, griechischen Joghurt, Nüsse, Beeren und so weiter. Und trotzdem…

Noch während alle mir zu meinem Erfolg gratulierten, wusste ein Teil in mir schon, dass dieser Erfolg nicht von Dauer sein würde. Ich liebe Brot, Kuchen und Desserts. Ich habe eine riesige Kochbuchsammlung und bin ein absoluter Fan von Bauernmärkten und netten Restaurants, vor allem indischen und italienischen. Würde ich wirklich den Rest meines Lebens Pasta, Curryreis und köstlichen Backwaren den Rücken kehren können?

Außerdem fühlte sich eine so eingeschränkte Ernährung irgendwie auch nicht richtig an; eine ganze Nahrungsmittelgruppe auszuschließen schien mir einfach falsch.

Und natürlich – nach und nach kamen die Pfunde zurück. Im letzten Monat habe ich noch einmal eine Niedrigkalloriendiät versucht, aber ich konnte mich selbst nicht vom Durchhalten und der bleibenden Wirkung überzeugen. Ehrlich gesagt, es gibt sie auch nicht.

Fett und voller Ängste...

Es geht jetzt nicht mehr allein um Eitelkeit. Meine Eltern haben beide Diabetes Typ 2 – die Art, die meist erst bei älteren Menschen diagnostiziert wird –, und ich habe gesehen, welche Komplikationen das mit sich bringt, vor allem für das Sehvermögen, die Gelenke und den Kreislauf. Die Diagnose bei meinen Eltern bedeutet auch, dass mein eigenes Risiko, Diabetes 2 zu bekommen, ziemlich groß ist.

Hinzu kommt, dass es seitens der Familie meiner Mutter eine starke Veranlagung zu Brustkrebs gibt. Eine Freundin, die sich gerade von Brustkrebs erholt, hat bei mir große Zweifel bezüglich Milchprodukten geweckt; gerade auf deren gesundheitlichen Wert hatte ich mich während meiner vegetarischen Niedrigkalorienidiät verlassen. Nach dem Rückgang der Krankheit nimmt sie Milchprodukte nur noch in geringen Mengen zu sich, weil sie befürchtet, dass die Aufnahme von zu viel davon ihr Krebsrisiko erhöhen könnte.

Aber Übergewicht erhöht das Krebsrisiko ebenfalls. Was soll man also tun?

Wie groß muss meine Verzweiflung noch werden?

Ich bin – wieder einmal – in ein Fittnessstudio eingetreten und werde mich bemühen, auch hinzugehen. Aber tatsächlich verbrennen drei Übungseinheiten in der Woche auf dem Crosstrainer maximal 1.200 kcal. Um aber ein Pfund Fett zu verlieren, muss man entweder 3.500 kcal aus der Ernährung streichen oder durch Bewegung 3.500 kcal verbrennen, ohne dabei mehr zu essen. Bewegung allein ist also nicht genug. Ich habe mich auf einer Website eingeloggt, auf MyFitnessPal.com, um genau Buch zu führen, was ich esse; allerdings ist das ziemlich zeitintensiv und hilft nicht, wenn man unterwegs isst, weil man ja nicht weiß, wie viele Kalorien das Restaurantessen hat.

Gestern habe ich tatsächlich nach Diätpillen gegoogelt – die Dinger, die sich mit dem gegessenen Fett »verbinden« und helfen, dass es wieder hinausbefördert wird, bevor man es verdaut. Die Nebenwirkungen sind absolut widerlich, und trotzdem ging ich so weit, ein Online-Formular auszufüllen, um herauszufinden, ob diese Pillen für mich geeignet wären. Sie sind es, aber sie sind zurzeit nicht lieferbar.

Ich bin also nicht die Einzige, die nach einer schnellen Lösung sucht.

Eine aussichtslose Sache ...

Vielleicht muss ich einfach akzeptieren, dass dies die Figur ist, die ich von nun an haben werde. Ich könnte zunächst einmal alle Spiegel in der Wohnung abhängen ...

Heute Abend gibt es im BBC-Fernsehen eine Sendung übers Fasten. Die Beschreibung hört sich toll an, und ich werde mir die Sendung auf jeden Fall ansehen. Aber wenn ich ehrlich bin – ich habe nicht mehr die Willenskraft, eine »normale« Diät zu machen; und schon gar nicht zu fasten. Ich fürchte, danach gibt es nur noch eine Sache mehr, die mir ein schlechtes Gewissen macht.

22.05 Uhr

Wow!

Das war eine spannende Sendung: faszinierend, voller wissenschaftlicher Argumente und neuer Informationen. Und bei dem Moderator selbst hat das Fasten wirklich geholfen.

Aber was noch besser ist – es ist kein »echtes« Fasten, er hat auch an seinen Fastentagen gegessen, allerdings viel weniger als normalerweise.

Außerdem gehen die möglichen positiven Auswirkungen über das Abnehmen weit hinaus. Es wird vermutet, dass eine »intermittierende Kalorienreduzierung« – eine genauere, aber nicht so eingängige Bezeichnung für Fasten – das Risiko von Brustkrebs, Diabetes, Herzerkrankungen und sogar Alzheimer senken könnte.

Dies ist eine Diät, die mehr als nur Gewichtsverlust bieten könnte.

Aber ich habe das so oft hinter mir, mit Low Carb, Ballaststoff-Diät, diesem und jenem. Tatsache ist, dass es keine Wunderdiäten gibt.

Oder doch? Vielleicht könnte ich diesmal schlank werden – und schlank bleiben.

2. Die Mathematik des Abnehmens – und warum Fasten sich rechnet

Schlanke Menschen sehen nicht nur am Swimmingpool besser aus. Sie leben auch länger. Diese *Ratten*.

Das ist der Grund, warum nicht nur in England Ihr Arzt Ihr Gewicht festhält und Ihren BMI prüft, wenn Sie zum Check-up gehen. Der BMI errechnet sich ganz einfach aus Ihrer Größe und Ihrem Gewicht. Manche würden sagen, zu einfach – dazu später mehr.

Grob gesagt ist man übergewichtig, wenn der BMI höher als 25 ist oder bei einigen ethnischen Gruppen höher als 23. Wenn er über 30 liegt, wird man als fettleibig eingestuft. Je höher die Zahl, desto größer das statistische Risiko, krank zu werden.

Den BMI können Sie entweder mit der folgenden Formel errechnen, oder Sie benutzen die nebenstehende Tabelle.

BMI = Gewicht (kg)/[Größe (m) x Größe (m)]

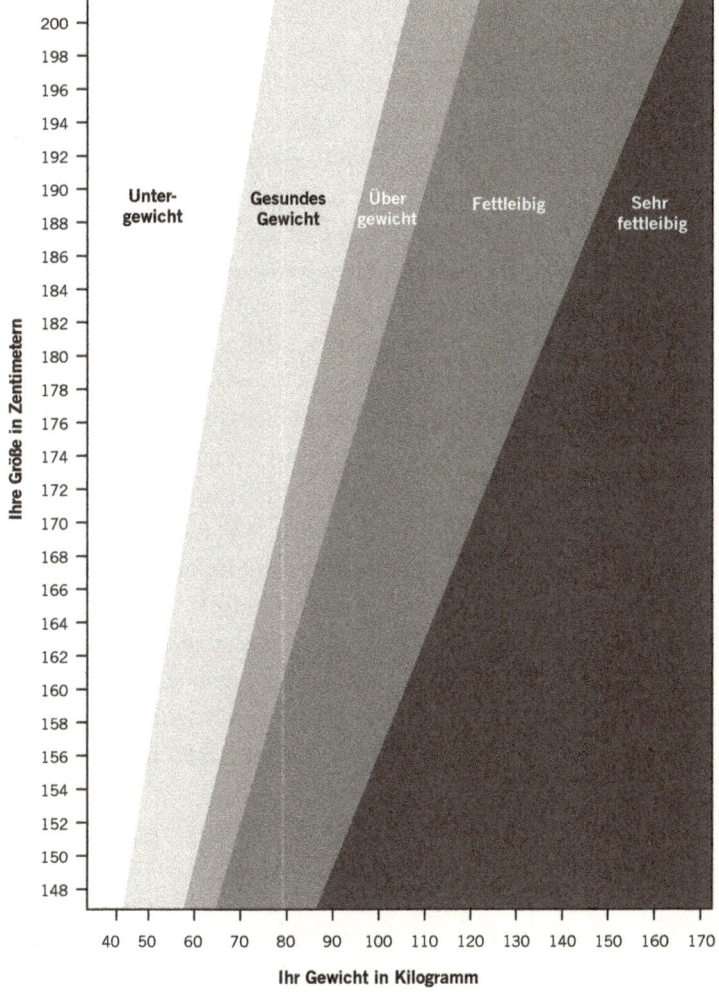

Der BMI ist jedoch bei Weitem kein perfekter Maßstab für Übergewicht. Vielleicht haben Sie von Rugby-Spielern oder anderen Sportlern gehört, die am Tag mehrere Stunden trainieren und nach BMI-Standard als »fettleibig« eingestuft werden würden. Das liegt daran, dass sie zwar schlanke Körper, aber sehr viel Muskelmasse haben. Auch bei Kindern ist der BMI nicht anwendbar. Zudem ist das Risiko, ab einem bestimmten BMI eher zu erkranken, zwar aus groß angelegten Studien abgeleitet, muss aber trotzdem nicht auf Sie zutreffen. Denn Ihr individuelles Risiko ist noch von vielen anderen Faktoren abhängig, zum Beispiel von der Krankheitsgeschichte Ihrer Familie, Ihren Erbanlagen, Ihrem Lebensstil, Ihrer Umwelt usw.

Außerdem ist der BMI nicht der einzige Indikator für die Auswirkungen, die überschüssiges Gewicht auf Ihre Gesundheit haben könnte. Auch Ihr Taillenumfang ist ein Vorhersagefaktor für die Wahrscheinlichkeit, Herzkrankheiten zu bekommen; denn der Taillenumfang ist ein Hinweis darauf, wie viel »Viszeralfett« oder intraabdominales Fett man um die lebenswichtigen Organe herum angelagert hat. Die Verteilung des Fettes ist entscheidend: Menschen mit einer »Birnenfigur«, also mit dicken Hüften und Oberschenkeln, tendieren eher zu niedrigeren Krankheitsrisiken als diejenigen mit einer »Apfelfigur«, bei denen sich das Fett hauptsächlich um die Taille herum angelagert hat. Je mehr von diesem Fett man hat, desto höher wird das Risiko, an Herzleiden oder Diabetes Typ 2 zu erkranken. Die derzeitige Richtlinie des Nationalen Gesundheitsdienstes in England besagt, dass das Risiko zunimmt, wenn der Taillenumfang (auf Höhe des Bauchnabels gemessen) mehr als 94 Zentimeter beim Mann und 80 Zentimeter bei einer Frau beträgt.

Forschungsergebnisse, die bei einer Konferenz in Frankreich im Jahr 2012 vorgelegt wurden, schließen mit der Empfehlung, den Taillenumfang individueller zu bemessen: Er sollte weniger als die Hälfte der Körpergröße betragen. Das hieße in meinem Fall: Ich bin 1,63 Meter groß, also sollte mein Taillenumfang höchstens 81,5 Zentimeter betragen (seit ich die Diät mache, ist er von 81,5 auf 75 Zentimeter gesunken).

Ein Mann mit einer Körpergröße von 1,83 Meter sollte einen Taillenumfang von 91 Zentimeter anstreben. In der Studie wurden die Daten von 300.000 Probanden herangezogen, und es ergab sich, dass der Zusammenhang zwischen diesen beiden Körpermaßen eine wirkungsvollere Vorhersage ermöglicht, um das Risiko von Diabetes, Schlaganfällen und Herzproblemen zu bestimmen, als der BMI. Und die Berechnung ist einfach.

Lügen, verdammte Lügen – oder unbequeme Wahrheiten?

Natürlich sind die Risiken immer aus Durchschnittswerten berechnet, und wir alle hoffen, dass wir die Ausnahme von der Regel sind. Aber bevor Sie den BMI oder die Richtlinien für den Taillenumfang wieder vergessen, bedenken Sie, dass Statistiken auch ihre Gültigkeit haben. Auf jede vitale, kettenrauchende Großtante, die wie ein Pferd isst und auch dessen

Umfang hat und die ihren 100. Geburtstag mit einer Flasche Gin zum Frühstück feiert, kommen Millionen von uns, die mit ihrer Ernährung leider ihrer Gesundheit schaden.

Übergewicht kann unser Risiko vergrößern, eine ganze Reihe von Krankheiten und Leiden zu bekommen, darunter:

- erhöhten Blutdruck
- Diabetes Typ 2
- koronare Herzerkrankungen
- Schlaganfälle
- Erkrankung der Gallenblase
- Brust- oder Darmkrebs
- Arthritis
- Atemprobleme

Natürlich können Sie es bei der Hoffnung bewenden lassen, dass Sie die Ausnahme sind, die die Regel bestätigt. Sie können aber auch versuchen, ein gesundes Gewicht beizubehalten, damit die Statistik für Sie spricht.

Wie hoch auch immer Ihr BMI ist, wahrscheinlich brauchen Sie gar keine Zahl, die Ihnen sagt, dass Sie zu viel zugenommen haben. Da Sie dieses Buch lesen, vermute ich eher, dass Sie wie ich Ihr Risiko verringern wollen, lebensverkürzende und die Lebensqualität verringernde Krankheiten wie die obigen zu bekommen.

Und dass Sie außerdem am Swimmingpool eine bessere Figur machen wollen!

Aber wie wir alle wissen, ist Abnehmen leichter gesagt als getan...

Ich wurde zum ersten Mal in eine Abnehmgruppe geschickt, als ich elf war. Seitdem mache ich mehr oder weniger erfolgreich Diäten. Das erste Mal richtig abgenommen habe ich, als ich 17 war. Damals habe ich gehungert. Ich aß morgens 30 Gramm trockenes Weizenkleie-Müsli, mittags einen Apfel und abends Salat ohne Dressing. Meiner Mutter erzählte ich, dass ich in der Schule Mittag aß, damit ich abends nichts anderes mehr zu essen brauchte. Das habe ich zwei Jahre lang gemacht und wog dann 51 Kilo – viel zu wenig für meine 1,70 Meter! Als ich wieder anfing, normal zu essen, nahm ich auch wieder zu. Mit etwa 25 schloss ich mich einer Diätgruppe an und kam bis auf drei Kilo an mein Zielgewicht heran. Aber sobald ich anfing, normal zu essen, ging auch gleich wieder mein Gewicht nach oben. Dann kamen WeightWatchers, Atkins, Paul KcKenna, Scarsdale, Montignac, Low Carb, Glyx ... viel zu viele, um sie alle aufzuzählen!!!

JEANNY, 53

Ich hab alles versucht – von der Kohlsuppendiät, Slimfast und der Beyoncé-Diät bis zu WeightWatchers. Am besten hat für langfristiges Abnehmen WeightWatchers gewirkt. Zweimal war ich damit erfolgreich, aber nach und nach kamen die Pfunde dann doch zurück. Ich bin gierig, wirklich, so einfach ist das.

SARAH, 49

Zu viel essen macht dick – und andere ärgerliche Sachen, die dünne Leute sagen

Diejenigen, die nicht mit ihrem Gewicht kämpfen, haben oft eine unerträgliche Art, Selbstverständliches von sich zu geben.

»Abnehmen ist leicht«, sagen sie zum Beispiel. »Könnte nicht einfacher sein. Iss weniger, beweg dich mehr.«

Oder sie verweisen auf die simple mathematische Regel – wenn man mehr Essen oder Kalorien zu sich nimmt, als man verbrennt, nimmt man zu, wenn man das Gegenteil tut, nimmt man ab.

»Oh, wenn ich das Gefühl habe, etwas zugelegt zu haben«, sagen sie und zwicken sich in die fantasierten Zentimeter (eher Millimeter) Hüftspeck, »dann lasse ich einfach ein paar Wochen die Schokolade weg, und schon hab ich wieder meine Normalfigur.«

Schön, freut euch! Für die meisten von uns ist es sehr viel schwieriger.

Geben Sie nicht sich selbst die Schuld, sondern der Biologie

Es gibt eine ganze Reihe von Gründen für Übergewicht, viele davon sind äußere. Aber ein wichtiger Faktor liegt in uns selbst: Es ist unsere biologische Programmierung. Wir sind darauf gepolt, in »guten« Zeiten so viel Energie wie möglich zu uns zu nehmen, damit wir in mageren Zeiten überleben können.

Es ist noch gar nicht so lange her, dass wir in Europa oder den USA nicht mehr von Hunger bedroht sind. Heute haben wir eine riesige Auswahl an ständig verfügbarem Essen – einschließlich all der gesunden, frischen, wenig verarbeiteten Nahrungsmittel, die Ärzte und Ernährungsexperten uns empfehlen.

Warum also treffen so viele von uns eine so schlechte Auswahl?

Weil unsere Körper sich immer noch verhalten, als wohnten wir in Höhlen und nicht in zentralbeheizten Wohnungen; und weil sie immer noch so funktionieren, als müssten wir unsere Nahrung sammeln oder erjagen, anstatt nur kurz in den Supermarkt nebenan zu gehen oder unsere Lebensmittel gleich übers Internet zu bestellen. Deswegen haben wir noch immer ein biologisches Bedürfnis nach Nahrung mit hohem Energiegehalt.

Unsere Körper können nicht planen. Sie können nur im Moment reagieren. Wenn also süße und fettige Nahrungsmittel im Angebot sind, veranlasst uns unsere genetische Programmierung, deren Geschmack und Konsistenz zu mögen und so viel wie möglich davon zu essen – um Fettvorräte für Notzeiten anzulegen.

Für unsere Vorfahren war dieses Verhalten absolut sinnvoll, weil es häufig Phasen gab, in denen sie nichts zu essen hatten. Sie waren darauf angewiesen, in guten Zeiten alles Verfügbare zu vertilgen, um Energievorräte fürs Überleben anzulegen.

Und heute? Wir sind nicht von Hunger bedroht, schränken aber unsere Ernährung trotzdem nicht ein, sogar dann nicht, wenn es eine finanzielle Einsparung bedeuten würde. Und wir haben noch immer ein Verlangen nach süßen, fetten Sachen.

Einige schaffen es, ihre Ernährung auszubalancieren und schlank zu bleiben. Doch leider werden immer mehr Menschen übergewichtig oder sogar fettleibig. Daher brauchen wir eine neue Strategie, die uns hilft, mit externen Faktoren fertigzuwerden – wie zum Beispiel mit den Bildern superschlanker, glamouröser Schauspielerinnen oder den vielen verführerischen, neu kreierten Nahrungsmitteln und der aggressiven Vermarktung von dick machendem Essen.

Die Biologie zu Ihrem Vorteil nutzen

Die 5:2-Diät und das Fasten greifen zurück auf unsere Wurzeln. Es ist ein bisschen so, als würde man die unseren Vorfahren nur allzu vertrauten »mageren Tage« wieder einführen, indem man eine Zeitlang auf kontrollierte Art die Energiezufuhr durch Essen einschränkt.

Die Reaktion des Körpers darauf ist erstaunlich, wie Sie in Kapitel drei sehen werden. Immer mehr Experten sind davon überzeugt, dass wir eigentlich für diese Art der Ernährung programmiert sind. Aber auch unser Geist kommt damit gut zurecht. Die Fastentage sind begrenzt, und die Genusstage erlauben uns, mit Freude zu essen – einschließlich der Sachen, die wir besonders lieben –, ohne dabei ein schlechtes Gewissen haben zu müssen. Vielleicht befürchten Sie, sich dann an diesen Tagen zu überessen; Studien zeigen jedoch, dass das nur sehr selten passiert. Und wenn Sie erst einmal Ihre Schuldgefühle los sind, fangen Sie an, wie eine schlanke Person zu essen. Lesen Sie, was Sally dazu sagt:

Ich liebe die Vorstellung, dass es keine Nahrungsmittel gibt, die »sündig« sind. Mein Leben lang habe ich Diäten mit Jo-Jo-Effekt gemacht, nun habe ich endlich etwas gefunden, das bei mir tatsächlich funktioniert. Es ist nicht allzu schwer, 5:2 meinem Lebensstil anzupassen, denn diese Diät ist flexibel. Und wenn ich aus einem bestimmten Grund wie bei gesellschaftlichen Anlässen einmal nicht fasten kann, habe ich nicht das Gefühl, gescheitert zu sein. Ich fange einfach am nächsten Tag wieder an.

SALLY, 49

Mir geht es genauso. Innerhalb von ein paar Wochen hatte ich nicht mehr das Gefühl, etwas zu entbehren. Ich hatte kein schlechtes Gewissen mehr und fühlte mich nicht mehr beherrscht von meinen Emotionen, wenn es ums Essen ging. Da ich mich weniger schuldig fühlte, bekam ich ein besseres Gespür dafür, welche Nahrungsmittel ich brauchte und wann ich genug hatte.

Dadurch ging es beim Abnehmen weniger um eine psychologische Herausforderung, sondern mehr um eine Rechenaufgabe.

5:2: Nur eine andere Art, weniger zu essen?

Auf der simpelsten Ebene scheint 5:2 – oder 6:1 oder 4:3 oder intermittierendes Fasten oder 10in2 – genauso zu funktionieren wie jede andere Diät: Man verliert Gewicht, weil man weniger Energie beziehungsweise Nahrung zu sich nimmt, als man verbraucht. Der Gewichtsverlust wird also dadurch verursacht, dass man insgesamt weniger isst.

Das klingt nicht gerade aufregend, obwohl einige der körperlichen und geistigen Auswirkungen tatsächlich aufregend sind; aber letztlich funktioniert es bei allen Diäten genau so. Darüber hinaus kann es jedoch sein, dass beim Fasten – wie auch bei einigen anderen Diäten – eine Wirkung eintritt, die als *Stoffwechselvorteil* bezeichnet wird. Das heißt, dass diese besondere Art der Ernährung durch die Ankurbelung des Stoffwechsels einen größeren Gewichtsverlust beziehungsweise *Fett*verlust herbeiführt, als es bei der üblichen, gleichmäßig verteilten Kalorienreduktion der Fall ist. Hier ist noch intensivere Forschung nötig.

Bis es mehr verlässliche Daten gibt, kommt es bei allen Diäten auf die Kalorienmenge an. Nehmen wir zum Beispiel Niedrigkohlenhydratdiäten (Low Carb). Bei dieser Diätform ist häufig von Ketose die Rede, einem Zustand, in dem der Körper anfängt, zur Energiegewinnung auf eingelagertes Fett zurückzugreifen. Der Grund dafür ist, dass seine übliche Energiequelle, also der aus Kohlenhydraten gewonnene und vom Körper leichter zu verarbeitende Zucker, nicht mehr zur Verfügung steht. Befürworter von Low-Carb-

Diäten sind der Meinung, dass bei Low Carb Ketose eine der Hauptursachen für den Gewichtsverlust ist. Von manchen wird Ketose als geradezu »magischer« Zustand angesehen.

Viele Studien haben jedoch gezeigt, dass die Ursache für Gewichtsverlust bei Low-Carb-Diäten eine weitaus simplere ist: Die Diäthaltenden nehmen weniger Kalorien als vor der Diät zu sich, einfach weil sie eine ganze Lebensmittelgruppe aus ihrer Ernährung gestrichen haben.

Mir ist es genauso ergangen, als ich eine Low-Carb-Diät gemacht habe. Ich aß weniger, ohne wirklich darüber nachzudenken, weil ich weniger Auswahl hatte. Ja, ich konnte Butter essen, die ich liebe, aber was brachte mir das ohne kross gebackenes Brot oder eine schöne heiße Backkartoffel? Ich hatte nicht wirklich Hunger, weil Eiweiß besonders gut sättigt – einer der Vorteile einer Eiweiß-Diät (die jedoch auch mögliche Nachteile hat). Und natürlich isst man bei Low-Carb-Diäten oft auch viel Fett, was wiederum dazu führen kann, insgesamt weniger zu essen. Mir war von dem vielen Fett nach einer Weile schon fast übel, und dann wollte ich gar nichts mehr essen. So nahm ich fast automatisch weniger Kalorien zu mir.

Doch dann zogen wir nach Barcelona, wo jederzeit und überall »Pan con tomate« serviert wird und eine spanische Tortilla voller Kartoffeln die übliche vegetarische Mahlzeiten-Alternative ist. Und sobald ich anfing, wieder Brot und Kartoffeln in meine Ernährung aufzunehmen, konnte ich kohlenhydratreichen Lebensmitteln genauso wenig widerstehen wie vor der Diät.

Wie ein Bumerang war mein vorheriges Gewicht in null

Komma nix wieder da. Und noch ein bisschen mehr. Inmitten der schlanken jungen Frauen in einer der angesagtesten Städte Europas kam ich mir plötzlich wie eine aus dem Leim gegangene alte Schachtel vor. Was dazu führte, dass ich noch mehr aß.

Die extremeren Diäten – Kohlsuppen-, Grapefruit- oder Ahornsirup-Diät – verringern die Kalorienaufnahme, indem sie die Ernährungspalette einschränken, aber auch das soziale Leben. Möchte irgendjemand sich bis ans Ende seiner Tage von Grapefruits ernähren? Ich glaube, das würde sich schnell wie ein sehr, sehr langes Leben anfühlen...

Und was die Kohlsuppen-Diät angeht... Sprechen wir lieber gar nicht erst darüber!

Doch der entscheidende Nachteil bei fast allen Diäten ist, dass sie einem die Freude am Essen verleiden.

Die grundlegende Diät-Gleichung:

X (die Energie, die der Körper braucht, um zu funktionieren) –
Y (3.500 kcal) **= Z** (ein Gewichtsverlust von einem knappen Pfund)

Algebra ist nicht gerade meine Stärke. Aber zu einfachen Rechenarten bin ich durchaus fähig.

Es funktioniert folgendermaßen: Um etwa ein Pfund Gewicht zu verlieren, müssen wir ein »Defizit« von 3.500 Kalorien erzeugen – die gleichen Zahlen gelten, um zuzunehmen. Wenn wir 3.500 Kalorien mehr essen, als wir brauchen – in einer beliebigen Zeitspanne –, werden wir danach etwa ein Pfund mehr wiegen. Das erklärt auch, warum zum

Beispiel schon ein extra Keks am Tag, ein ganzes Jahr lang gegessen, zu einer beträchtlichen Gewichtszunahme führen kann. Positiv gesehen heißt es aber auch, dass kleine Einschränkungen in unserer täglichen Nahrungsaufnahme im Laufe der Zeit eine eindrucksvolle Wirkung haben können, wie zum Beispiel das Weglassen von Zucker in heißen Getränken.

Um also ein Pfund leichter zu werden, müssen Sie 3.500 Kalorien weniger essen, als Ihr Körper braucht (wenn ich in diesem Buch vereinfacht von Kalorien spreche, meine ich das, was auf Nahrungsmitteletiketten als Kilokalorien oder kcal erscheint). Essen Sie 35.000 Kalorien weniger, dann wiegen Sie etwa zehn Pfund weniger.

Das ist die Theorie. Doch wie mit allem anderen in der Welt der Diäten und der Ernährung ist es nicht ganz so einfach. Eine Kalorie ist eine einfache Maßeinheit für Energie, aber dabei ist noch nicht berücksichtig, dass unser Körper diese Kalorien auf verschiedene Arten aus Fett, Kohlenhydraten und Eiweiß herstellen kann. Die jeweilige Methode kann jedoch beeinflussen, wie wir überschüssige Kalorien einlagern.

Ein anderer Faktor, der den Gewichtsverlust beeinflusst, ist Bewegung. Bewegung und Sport sollten auf jeden Fall zu einem gesunden Lebensstil gehören, bedenken muss man aber auch, dass Muskelmasse dichter und schwerer als Fett ist.

Um der Einfachheit willen arbeite ich mit den 3.500 Kalorien als Rechengrundlage. Aber wie die Zahlen auch jeweils genau aussehen, eins steht fest: Wir müssen ein Defizit

an Kalorien erzeugen, damit unser Körper für die Energiegewinnung unsere Fettpolster angreift. Die Frage lautet: Wie
erreichen wir dieses Defizit?

Mein ganzes Diätleben lang bin ich immer davon ausge-
gangen, dass man eine Diät *durchgängig während der ganzen Zeit der Diät* durchführen muss. Und dieser permanente
Verzicht über einen längeren Zeitraum macht Diäten so an-
strengend, weil es hart ist, sich dauernd die Nahrungsmittel
zu versagen, nach denen es uns aufgrund unserer biologischen Programmierung gelüstet. Erschwert wird das Ganze
noch dadurch, dass man nichts als weitere Entbehrung auf
sich zukommen sieht.

Die ganze Zeit gab es einen anderen Weg

5:2, wie auch alle anderen Arten des intermittierenden Fastens oder der intermittierenden Kalorienreduzierung, bieten
eine radikal andere und trotzdem erstaunlich einleuchtende
Lösung. Wenn man seine Kalorienzufuhr stärker, aber für
einen begrenzten Zeitraum reduziert, nimmt man auch ab.
Weil man sich jedoch nicht die ganze Zeit die Freude am
Essen oder den sozialen Aspekt daran versagen muss, wird
die Chance sehr viel größer, dass man es schafft dabeizubleiben. Eine zusätzliche Motivation entsteht, wenn man die gesundheitlichen Vorteile kennt.

*Meine bessere Hälfte ist Koch, und sieben Tage in der Woche ver-
kleinerte Portionen zu essen oder Kalorien zu zählen funktio-*

niert bei mir einfach nicht. Aber ich kann es an zwei Tagen tun. Ich finde, der große Vorteil der 5:2-Diät ist, dass man sie mit dem Familienleben und dem Beisammensein mit Freunden und Bekannten vereinbaren kann, da man sich den größten Teil der Zeit keine Sorgen ums Essen machen muss.

SARAH, 49

Berechnungen anstellen ...

Betrachten wir die 5:2-Diät nun allein nach Zahlen.

Eine mäßig aktive, durchschnittlich große Frau braucht 1.800 bis 2.000 Kalorien pro Tag, um ihr Gewicht konstant zu halten. Bei einem Mann sind es 2.300 bis 2.500 Kalorien. Diese Größe wird als täglicher Kalorienbedarf bezeichnet (eine Anleitung, wie Sie Ihren eigenen täglichen Kalorienbedarf errechnen, finden Sie in Teil zwei).

Nehmen wir vorerst unsere Durchschnittsfrau als Beispiel.

2.000 (tägl. Kalorienbedarf) **x 7** (Tage in der Woche)
= 14.000 (gesamter Kalorienbedarf für eine Woche,
um das derzeitige Gewicht beizubehalten)

Normale kalorienreduzierte Diät

Wenn Sie übergewichtig sind und in einer Woche ein Pfund abnehmen wollen (was viele Ärzte für gesundheitlich vertretbar halten), müssten Sie Ihren Kalorienkonsum um 3.500 Kalorien senken, also in einer Woche ein Maximum von **10.500 Kalorien** zu sich nehmen – was **pro Tag 1.500 Kalorien** entspricht.

Auf diese Art würden Sie bei einer normalen kalorienreduzierten Diät, bei der Sie jeden Tag die gleiche Menge Kalorien konsumieren, abnehmen:

7 Tage mit 1.500 Kalorien pro Tag
Gesamtmenge pro Woche = 10.500 Kalorien

Das ist eine etwas größere Menge, als sie viele kalorienreduzierte Diäten vorschreiben, aber es bedeutet immer noch, dass Sie über einen langen Zeitraum jeden Tag Kalorien zählen müssen; wenn Sie zum Beispiel 6,5 Kilogramm abnehmen wollen, wären das 14 Wochen Kalorienzählen und Verzicht. Wollen Sie 25 Kilo abnehmen, hätten Sie ein ganzes Jahr vor sich, in dem Sie ständig minutiös darauf achten müssten, was Sie essen. Das ist langweilig, unsozial und eine ständige Erinnerung daran, dass Sie »anders« sind.

5:2-Diät

Vergleichen wir dies mit der 5:2-Diät. Sie verringern Ihre Kalorienaufnahme extremer, aber nur zwei Tage in der Woche – oder drei oder einen Tag, je nach Ihren Bedürfnissen. Den Rest der Zeit essen Sie normal.

5 x Genusstage (ca. 2.000 Kalorien) = 10.000 Kalorien
2 x Fastentage (500 Kalorien = 25 % des tägl. Kal.bedarfs) =
1.000 Kalorien
Gesamtmenge pro Woche: 11.000 Kalorien

In diesem Beispiel essen Sie 500 Kalorien in der Woche mehr, als Sie es bei einer Diät mit täglicher Kalorienreduzierung täten. Das könnte den Gewichtsverlust leicht verlangsamen, obwohl mir viele Diäthaltende berichtet haben, dass sie an den Genusstagen meist ohne bewusste Absicht auch etwas weniger essen.

Sie brauchen also an den Nicht-Diättagen keine Kalorien zu zählen und können essen, wonach Ihnen gerade ist.

Für viele klingt das zuerst sehr unglaubwürdig, aber Studien haben gezeigt, dass die unterbrochene Kalorienreduktion nicht zum Überessen führt. Im Durchschnitt essen Diäthaltende, die nur einige Tage in der Woche kalorienreduziert leben, an den anderen Tagen zwischen 95 Prozent und 125 Prozent dessen, was sie brauchen – und sogar die größere Menge ist nicht so viel, dass sie die Wirkung der Fastentage aufhebt.

Ich kann fasten, weil ich weiß, dass ich am nächsten Tag Schokolade essen UND Wein trinken darf, wenn ich möchte. Und was komisch ist – weil ich es kann, überesse ich mich nicht.

MYFANWY, 49

Mein »Problem« ist, dass ich mich den größten Teil meines Lebens von Nahrungsmitteln mit wenig Kalorien ernährt habe und es deswegen schwierig für mich ist, an meinen »Genuss«-Tagen Sachen mit »normalem« Kaloriengehalt zu essen. Deswegen esse ich oft noch ein paar Kekse oder trinke ein Glas Wein, um die fehlenden Kalorien wettzumachen!

LINDA, 63

Wenn Sie sich entscheiden, die Diät öfter als zwei Tage in der Woche durchzuführen – zum Beispiel jeden zweiten Tag –, erhöht sich natürlich das Kaloriendefizit. Fasten am Sonntag, Dienstag und Donnerstag würde dann so aussehen:

4 x Genusstage (ca. 2.000 Kalorien) = 8.000 Kalorien
3 x Fastentage (25 % des tägl. Kal.bedarfs) = 1.500 Kalorien
Gesamtmenge pro Woche: 9.500 Kalorien

Viele fasten an drei Tagen in der Woche, aber es ist nicht ratsam, öfter als jeden zweiten Tag zu fasten, weil dann das Risiko besteht, dass einem eine derart häufige Beschränkung des Essens zu mühselig wird – und wir suchen ja gerade nach einem Lebensstil, mit dem wir über längere Zeit gut leben können.

Wie fühlt man sich an den Fastentagen?

Ich will Ihnen nichts vormachen – es kann sein, dass es etwas Mühe kostet, sich daran zu gewöhnen. Es ist so normal für uns geworden zu essen, lange bevor wir überhaupt Hunger haben, dass es merkwürdig oder sogar beunruhigend sein kann, mit dem Essen zu warten, bis wir den Hunger spüren.

Es ist leicht, und je länger man dabei ist, desto leichter wird es. Essen Sie etwas Protein an Ihren eingeschränkten Tagen, und geben Sie der Diät mindestens einen Monat, bevor Sie beurteilen, ob sie bei Ihnen wirkt.

PAUL, 47

Ich mag die Disziplin an den beiden Diättagen – und die bewusste Wahrnehmung eines leichten, etwas unbehaglichen Hungergefühls zusammen mit der völligen Freiheit an den restlichen Wochentagen. Ich habe gelernt, das Gefühl eines leeren Magens zu mögen.

JAMES, 43

500 Kalorien für Frauen – und 600 für Männer – reichen aus, um sich nicht unwohl zu fühlen, vor allem wenn man sein Essen klug auswählt; in Teil drei finden Sie viele Vorschläge, was Sie essen können.

Und ob Sie es glauben oder nicht: Hunger ist gar keine große Sache. Wann haben Sie das letzte Mal vor einer Mahlzeit Hunger empfunden und nicht nur Durst oder Langeweile? Die Erfahrung des eigenen Hungergefühls – und die Erkenntnis, wie wenig Essen man braucht, um sich wieder satt zu fühlen – ist eine ungeheure Hilfe, wenn man mehr Kontrolle über sein Essverhalten haben möchte.

Schließlich ist es ja immer *nur ein einziger Tag.* Im Gegensatz zu der Monotonie üblicher Diäten brauchen Sie sich bei 5:2 nur für einige Tage einzuschränken – und diese müssen nicht aufeinanderfolgen. Zu einem Stück Kuchen oder einem Glas Wein Nein zu sagen, wenn man weiß, dass man beides am nächsten Tag bekommen kann, ist viel einfacher, als wenn die Diät sich wie eine beständige, lange Strafe für das Fettsein anfühlt.

Abzunehmen ist nur der Anfang ...

Die meisten finden es bei 5:2 viel einfacher dabeizubleiben als bei einer üblichen Diät mit täglicher Kalorienreduktion. Am Ende des Buches finden Sie Links zu Studien, die dies belegen.

Aber bei 5:2 geht es um sehr viel mehr als um Gewichtsverlust. Es gibt immer mehr Belege dafür, dass diese Art zu fasten äußerst vorteilhafte körperliche und geistige Veränderungen bewirkt. Wie wir in den Erläuterungen zu den wissenschaftlichen Grundlagen in Kapitel drei sehen werden, liegt das Geheimnis in unseren Zellen und Genen.

Aber lesen Sie zuvor, wie es mir in der ersten Woche *meines* Fastenexperiments erging ...

Kates 5:2-Tagebuch Teil zwei:

9. August 2012

Erster Fastentag – von vielen?
Stimmung: aufgeregt, unsicher, ängstlich, erwartungsvoll

Ich wage es. Fasten ist meine Zukunft… vielleicht.

Mein Freund ist skeptisch, und andere Freunde und Freundinnen, die die Fernsehsendung nicht gesehen haben, haben auch ihre Zweifel. Eine redete in düsterem Ton über den »Hungermodus« – ein Zustand, in dem der Körper angeblich auf extreme Kalorienreduktion reagiert, indem er all seine Prozesse verlangsamt; dies könnte dazu führen, dass man, wenn man wieder normale Mengen isst, sogar noch mehr zunimmt.

Aber meine Internetrecherche hat ergeben, dass sich die Experten nicht einig sind, ob es diesen Zustand überhaupt gibt. Und wenn doch, dann bedeutet eine Fastenzeit von einem Tag noch nicht, dass man dem Risiko eines verlangsamten Stoffwechsels ausgesetzt ist.

Im Zweifelsfall googeln!

Da ich selbstständig zu Hause arbeite, ist meine erste Reaktion auf fast alle täglich zu treffenden Entscheidungen, den Sachverhalt zu googeln. Ernsthaft. Es ist nichts, worauf ich stolz bin – in jüngster Zeit habe ich das große »G« gefragt, wo ich mein Wunschferienhäuschen finde, wie ich bei meinem brandneuen Mobiltelefon Gespräche annehme und ob es stimmt, dass Marilyn Monroe unter starken Blähungen litt (offenbar war es so). Also ist es unvermeidlich, dass ich das Gleiche bei 5:2 tue.

Die Fernsehsendung hat mich begeistert, aber ich habe noch immer viele Fragen: Wie viele Mahlzeiten soll ich an einem Fastentag essen? Ist es besser, nur eine zu mir zu nehmen oder drei? Wie viele Kalorien sind für mich an diesen Tagen erlaubt? Kann ich an den nicht eingeschränkten Tagen, den »Essenstagen«, wirklich so viel essen, wie ich möchte? Gibt es Unterschiede in der Diät für Frauen und Männer, abgesehen davon, dass Frauen einen niedrigeren Kalorienbedarf haben?

Ich habe erwartet, dass sich sehr viele Internetseiten mit diesem neuen Diätansatz beschäftigen, aber die wenigen Einträge, die ich gefunden habe, scheinen sich nicht an Laien zu richten – es waren hauptsächlich wissenschaftliche Berichte oder ziemlich extreme Bodybuilder-Seiten.

Aber was ich gelesen habe, scheint die möglichen Gesundheitsvorteile zu bestätigen. Und da ich selbst als Produzentin bei der BBC gearbeitet habe, weiß ich, wie strikt die Richtlinien sind, wenn im Programm des Senders etwas über Gesundheit ausgesagt wird. Daher gehe ich davon aus, dass die in der Sendung behaupteten Sachverhalte auch stimmen. Ich werde also einen Versuch wagen.

Los geht's mit Rechnen ...

Als Erstes muss ich herausfinden, wie viele Kalorien ich brauche, um mein momentanes (Über-)Gewicht zu halten.

Ich könnte auch mit der durchschnittlichen Menge von 500 Kalorien für einen Fastentag arbeiten, aber ich möchte ganz genau wissen, wo ich stehe, also benutze ich den Rechner auf der

Website *MyFitnessPal*. Das ist eine sehr praktische Seite, die mir bis jetzt dabei geholfen hat, genau zu dokumentieren, wie viel ich esse, nämlich zu viel. Und sie hat mich dazu gebracht, mich wegen meines wöchentlichen Cava-Konsums schuldig zu fühlen (was ich wirklich brauche, ist eine App, die mich daran hindert, die Flasche überhaupt erst zu öffnen!).

Als ersten Schritt finde ich meinen Grundumsatz, auch basale Stoffwechselrate genannt, heraus – eine Schätzung, wie viele Kalorien ich brauche, nur um durch den Tag zu kommen. Der Rechner sagt mir, dass das 1.365 Kalorien sind – eine erschreckend niedrige Zahl …

Dann merke ich, dass diese Zahl nur angibt, wie viel Kalorien man im Ruhezustand braucht, damit alle Körpersysteme weiter funktionieren. Ich muss noch mein Aktivitätsniveau berücksichtigen und dazu die Harris-Benedict-Formel benutzen; das hört sich ein bisschen wie eine Episode aus Sherlock Holmes an. Da ich etwas Sport mache, multipliziere ich meinen Grundumsatz mit 1,375 und komme schon auf eine großzügigere Kalorienmenge: 1.876,87.

Das ist also mein täglicher Kalorienbedarf – die Kalorien, die ich essen dürfte, um ungefähr mein derzeitiges Gewicht beizubehalten. Nur dass ich ja Übergewicht habe und abnehmen will. Gott weiß, wie viele Kalorien ich gefuttert habe, um überhaupt erst so dick zu werden!

Die dritte Berechnung ist die wichtigste: Es ist die Kalorienanzahl für meine eingeschränkten Tage, damit sie im Sinne von 5:2 wirklich als Fastentage gelten (und mir hoffentlich all die von Wissenschaftlern vermuteten Gesundheitsvorteile verschaffen). Dafür muss ich meinen täglichen Bedarf durch vier teilen.

Das Ergebnis sind etwas beängstigende 469,25 Kalorien – sogar noch niedriger als der Durchschnitt von 500 für Frauen, die der Moderator Dr. Michael Mosley in seiner Fernsehsendung angegeben hat. (In Teil zwei finden Sie eine ausführliche Anleitung zum Berechnen Ihres Grundumsatzes.) Ich gehe zum Kühlschrank und lese die Etiketten auf meinen Vorräten – auf Fertiggerichten, Suppen, verpacktem Obst und Gemüse.

Ja, 469,25 Kalorien sind wenig. Aber trotzdem, ich glaube, dass es… vielleicht… zu schaffen ist.

Wenig und wie oft?

Nun muss ich noch entscheiden, wie oft ich die Kalorienreduzierung durchführen will. Auf Twitter hat Dr. Mosley berichtet, dass er schon bald von 5:2 auf 6:1 zurückgegangen ist, weil er so viel Gewicht verloren hatte. Aber wenn man einen sehr schnellen Gewichtsverlust wünscht, kann man auch jeden zweiten Tag fasten, was ich persönlich von vornherein etwas entmutigend finde. Im Moment weiß ich noch nicht einmal, wie ich damit klarkommen würde, an nur einem einzigen Tag in der Woche weniger als 500 Kalorien zu mir zu nehmen.

Also 5:2 hört sich nach einem guten Start an. Jetzt muss ich nur noch… tja, anfangen.

1. Fastentag: 9. August 2012

Ich wache auf und versuche so zu tun, als sei ein ganz normaler Tag. Ein normaler Tag, an dem ich meine Kalorien auf ein Viertel dessen beschränke, was mein Körper zum Erhalt seines momentanen Gewichts bräuchte, und wahrscheinlich auf ein Sechstel dessen, was er normalerweise bekommt!

Ich frühstücke meist das Gleiche – griechischen Joghurt mit Himbeeren oder auch anderen Beeren. Damit habe ich angefangen, als ich eine Niedrigkalioriendiät gemacht habe, und seitdem mag ich es. Normalerweise bekomme ich danach bis mittags keinen Hunger. Das Dumme ist nur, dass meine übliche Portion jetzt die Hälfte meiner erlaubten Kalorien für den ganzen Tag ausmachen würde. Also messe ich mithilfe meiner digitalen Waage eine Portion wie für Puppen ab. (Falls Sie noch niemals 25 g Joghurt gewogen haben, es ist eine *winzige* Menge, etwa ein Fünftel eines kleinen Joghurtbechers. Wirklich nicht sehr viel.) Ich gebe den Joghurt in ein Minischüsselchen und genieße ganz bewusst alle vier Teelöffel.

Meine hauptsächliche »Nascherei« besteht heute aus einer großen Flasche Mineralwasser. Als Diätveteranin weiß ich, dass es sehr wichtig ist, immer gut hydriert zu bleiben. Sieht so aus, als sei das die einzige Flüssigkeit mit sprudelnden Bläschen, die ich heute bekommen werde…

Als die Mittagszeit näher rückt, hebt es meine Laune nicht gerade, einen Brief vom *Women's Institute* zu bekommen, bei dem ich mich als eine der Sprecherinnen für ihre offizielle Liste beworben hatte. Zwar habe ich schon früher dort Vorträge gehalten, aber nach meinem Vorsprechen beschloss ein 100-köpfiges Gremium nun, dass ich als Sprecherin nicht geeignet sei – obwohl sie schreiben, dass ich eine klare Sprechstimme und eine liebenswürdige Persönlichkeit habe.

Hm. Gut, dass sie jetzt nicht mein miesepetriges Gesicht sehen können, während ich mit dem Brief in der Hand in der Küche stehe. Die andere Hand schwebt über einer Packung Kekse.

Nein.

Da bin ich besser! Und schließlich bin ich immerhin auch *liebenswürdig*.

Ich mache mir einen kalorienfreien schwarzen Kaffee und versuche, nicht ans Mittagessen zu denken – und nicht mit meiner klaren Sprechstimme leise vor mich hin zu fluchen.

Abteilung für Maße und Gewichte

Wiegen ist eine gute Ersatzhandlung. Das, und das Lesen der Etiketten auf der Rückseite von Fertiggerichten. Zum Kochen habe ich keine Lust – bei so wenig Kalorien, die mir dafür zur Verfügung stehen. Ich habe im Supermarkt ein Kürbisgericht gefunden, bei dem die halbe Packung nur 140 Kalorien hat. Okay, es ist bestimmt als Beilage gedacht, aber es ist ziemlich sättigend, und ich kann mir daneben noch fünf Cherrytomaten leisten, fünf Rucolablätter und einen Teelöffel Balsamico-Essig als Dressing.

Um es mir einfach zu machen, esse ich abends das Gleiche noch einmal. Wieso soll ich mich mit einer preiswürdigen Formel herumschlagen? Als Dessert gibt es wiederum das Frühstück. Kalorien insgesamt: 456! Sogar weniger, als mir erlaubt waren, ich hätte noch ein paar Rucolablätter essen sollen…

Zeit zum Schlafengehen

Und wie war es nun? Ich habe leichte Kopfschmerzen, aber sonst keinerlei Symptome. Ehrlich gesagt habe ich eher Appetit gehabt als wirklichen Hunger. Die Portionen sind klein, aber es war leicht durchzuhalten, weil der Mann des Hauses heute mit seinen Freunden unterwegs war. So brauchte ich nicht zu kochen oder der Versuchung zu widerstehen, mit ihm ein Glas Wein zu trinken.

Vor allem aber war es deswegen leicht, weil ich morgen essen kann, was ich möchte. Ich gehe früh schlafen – mein Magen knurrt, aber mein Gewissen ist rein, und ich hoffe, ich werde davon träumen, was ich in etwa zwölf Stunden zum Frühstück essen kann.

Hier ist, was ich an meinem ersten Fastentag gegessen habe, mit Gramm- und Kalorienangaben:

Frühstück

Naturjoghurt griechische Art	25 g	34 kcal
gemahlene Mandeln	4 g	25 kcal
Erdbeeren – roh	53 g	17 kcal

Mittagessen

Kürbisscheiben mit Ofengemüse (Fertiggericht)	½ Packg.	140 kcal
Rucolasalat	20 g	4 kcal
Balsamico-Essig	5 ml	5 kcal

Abendessen

Kürbisscheiben mit Ofengemüse (Fertiggericht)	½ Packg.	140 kcal
Cherrytomaten	5 Tomaten	12 kcal
Balsamico-Essig	¼ EL	3 kcal

Snacks

Naturjoghurt griechische Art	19 g	25 kcal
gemahlene Mandeln	5 g	31 kcal
Erdbeeren – roh	63 g	20 kcal

Gesamtkalorienmenge für den Tag: 456 kcal

3. Neue Kräfte tanken durch Fasten – damit Ihr Körper besser arbeitet und länger fit bleibt

Gewichtsverlust ist nur ein Teil der verheißungsvollen Versprechungen von 5:2. Dies ist die erste »Diät«, die auch Menschen anspricht, die nicht übergewichtig sind, aber von den erstaunlichen Gesundheitsvorteilen profitieren wollen, die das Fasten bietet.

Immer mehr Studien sowohl an Menschen als auch an Tieren weisen darauf hin, dass das Fasten oder eine starke Einschränkung der Kalorienaufnahme einzigartige Vorteile bringt, *auch wenn man es immer nur für relativ begrenzte Zeiträume durchführt.*

Dabei handelt es sich sowohl um kurzfristige Veränderungen – mehr Energie, verbesserte Konzentrationsfähigkeit, niedrigerer Blutdruck und Verringerung des schädlichen Cholesterinanteils – als auch um langfristige Wirkungen, die das Risiko von Krankheiten verringern, von denen Ihr Leben tiefgreifend beeinträchtigt werden könnte.

Kein Wunder, dass da der Gewichtsverlust schon fast als der geringste Vorteil erscheint!

Ich mache mir Sorgen wegen Altersdemenz, weil sie in meiner Familie vorkommt; daher hat mich dieser Aspekt besonders angesprochen.

KIRSTY, 38

Ich habe immer schon sehr auf meine Ernährung geachtet, aber ich mache diese Diät wegen der Gesundheitsvorteile. Alzheimer, Krebs, Herzerkrankungen, ein zu hoher Cholesterinspiegel – all diese Krankheiten stellen in meinem Alter eine Gefährdung dar. Mein Cholesterinwert war ziemlich erhöht (7,6 mmol/l), ich hatte Brustkrebs, und meine Mutter hat mit 94 Jahren ein sehr schlechtes Gedächtnis.

ROS, 69

Warum bringt das Fasten solche Vorteile?

Mit dem gesunden Menschenverstand könnte man vielleicht vermuten, dass es dem Körper schadet, wenn man ihm Nahrung verweigert – und tatsächlich setzt es den Körper unter Stress.

Aber es ist gerade die Reaktion des Körpers auf diesen Stress, in der der Schlüssel zu den Gesundheitsvorteilen zu liegen scheint. So wie eine sehr fordernde und anstrengende Arbeit das Beste in uns hervorbringen und uns helfen kann, mehr zu erreichen, oder wie ein schweißtreibendes Programm im Fitnessstudio dazu führen kann, dass wir uns danach besser fühlen, so kann der Stress, unter den wir unseren Körper auf kontrollierte Art setzen, Selbstheilungsprozesse in Gang bringen und Aktivitäten zum Schutz und zur Reparatur von Körperzellen auslösen.

Zeit für ein bisschen Wissenschaft: Das Geheimnis steckt in den Zellen

Das Wissenschaftskapitel ist kurz. Es enthält positive Botschaften, und wenn Sie verstehen möchten, warum diese Diät so große Gesundheitsvorteile bietet, dann lohnt es sich, diesen Teil genau zu lesen! Ich selbst fand es sehr inspirierend zu entdecken, was beim Fasten in meinem Körper passiert.

Falls Sie aber nicht in der Stimmung für Theorie sind, können Sie das Lesen dieses Kapitels auch auf später verschieben.

Teil zwei des Buches enthält praktische Anleitungen, und ich möchte, dass Sie diese Vorschläge nutzen oder auch ignorieren – ganz wie es Ihnen gefällt. Vergessen Sie nicht: nur wenige Regeln!

Sie sind noch dabei? Großartig. Dann geht es los mit Wissenschaft: Wir bestehen alle aus Zellen – ungefähr aus 100 Billionen Zellen insgesamt. Denken Sie an Fernsehbilder von Reagenzglasbabys und künstlicher Befruchtung, auf denen man sehen kann, wie die Zellen sich während der Entwicklung des Embryos wieder und wieder verdoppeln.

Unsere Zellen setzen ihre harte Arbeit unser ganzes Leben lang fort. Es gibt ungefähr 200 verschiedene Arten von

Zellen; jede erfüllt unterschiedliche Funktionen, und viele von ihnen werden in einer Geschwindigkeit von Millionen pro Sekunde ersetzt. Manche Zellen werden kontinuierlich erneuert, andere wiederum können gar nicht ersetzt werden. Bei denjenigen, die sich erneuern, ist allerdings von vornherein begrenzt, wie oft sie das tun können. Diese Begrenzung ist verantwortlich für den Alterungsprozess – während die Anzahl der Zellen zurückgeht, wird zum Beispiel unsere Haut dünner.

Als Teil ihres Lebenszyklus zerstören sich einige Zellen sogar selbst. Das geschieht auf eine sorgfältig kontrollierte Art, die ihre kleine Umwelt sauber hält und als *Apoptose* bezeichnet wird. Mit einer gezielten Vorbereitung auf ihren Tod machen die Zellen hinter sich sauber, damit sie nichts hinterlassen, was andere Zellen beschädigen könnte. Die Vorstellung von Zellen, die dem Körper noch einen Dienst erweisen, während sie schon ihrem bitteren Ende entgegensehen, gefällt mir sehr.

Ein anderer wichtiger Prozess ist die *Autophagie* – wörtlich das »Selbst-Fressen«. Dieser Vorgang kann zum Tod der Zelle führen, ihr aber auch helfen, unter Stress zu überleben, indem Aminosäuren recycelt und zerstörte Zellteile entfernt werden. Beide Prozesse arbeiten zusammen, damit der Körper effizient funktionieren kann.

Manchmal geht jedoch bei der Zellproduktion und -zerstörung etwas schief. Wenn zum Beispiel im Körper unkontrolliert zu viele Zellen produziert werden, verursacht das Tumore. Diejenigen Tumore, die in benachbartes Gewebe eindringen können, sind bösartig – Krebstumore.

Schäden an Gehirnzellen können Alzheimer oder andere Demenzformen verursachen, bei denen die Zellen absterben oder Zellverbindungen durcheinandergeraten, sodass die chemischen Botenstoffe, die im Gehirn die Informationen weiterleiten, nicht mehr ausreichend arbeiten.

Je mehr ich über diese wissenschaftlichen Grundlagen gelesen habe, desto faszinierter war ich davon, wie hart der Körper arbeitet, um seine Funktionen zu regulieren und sich selbst zu schützen. Aber am Ende holt uns die Zeit doch ein ...

Leben verursacht Alterung

Der Ärger mit dem Leben ist, dass der Prozess des Lebens selbst dem Körper Schaden zufügt.

Zellen werden durch Vorgänge geschädigt, die bei der Produktion der Energie eine Rolle spielen, die wir zum Funktionieren brauchen. Unser Körper macht aus unserer Nahrung Glucose (die einfachste Form von Zucker), um diese als Energie zu nutzen. Aber die Herstellung von Glucose beschädigt gleichzeitig Proteine im Körper und verursacht viele der Zeichen und Symptome des Alterns.

Sauerstoff hat einen wesentlichen Anteil an diesem Umwandlungsprozess: Während der Produktion der vom Körper benötigten Energie entstehen gleichzeitig freie Radikale, die die Zellen angreifen. Dieser Vorgang wird als oxidativer Stress bezeichnet. Wenn wir jünger sind, können wir damit besser fertigwerden, weil die freien Radikalen abgefangen werden, bevor sie zu viel Schaden anrichten. Aber früher oder später verliert der Körper diese Möglichkeit.

Kann dieser schädigende Prozess durch eingeschränktes Essen verlangsamt werden?

Einfach ausgedrückt kann man sagen, je weniger Energie der Körper produziert, desto weniger Schaden wird möglicherweise auch verursacht. Dieser Zusammenhang ist eins der grundlegenden Themen vieler Studien zur Altersforschung.

In Tierversuchen – von Fruchtfliegen über Würmer und Mäuse bis zu Hunden – wurde gezeigt, dass weniger zu essen oder weniger häufig zu essen das Leben der Tiere verlängern konnte.

Welche chemischen und biologischen Wechselwirkungen dabei stattfinden, muss noch weiter erforscht werden; aber die bisherigen Studienergebnisse haben schon viele Menschen dazu angeregt, täglich und für den Rest ihres Lebens weniger als ihren eigentlichen Kalorienbedarf zu sich zu nehmen. Das tun sie nicht nur, um ihr Gewicht niedrig zu halten, sondern um die Lebensspanne zu verlängern.

Da mich Diäten und Ernährung sehr interessieren, habe ich viel über ständige Kalorienrestriktion gelesen. Ihre Anhänger essen im Allgemeinen nur 70 bis 80 Prozent der für sie eigentlich empfohlenen Kalorienmenge. Allerdings achten sie besonders darauf, sehr nahrhafte Lebensmittel zu sich zu nehmen. Viele von ihnen haben einen BMI von 19,

18 oder noch darunter, und häufig haben sie zu niedrigen Blutdruck und zu niedrige Cholesterinwerte. Eine Gruppe dieses extremen Ernährungsstils nennt sich CRONies (aus den Anfangsbuchstaben von **C**alorie **R**estriction with **O**ptimum **N**utrition).

Was ich über CRONies gelesen und im Fernsehen gesehen habe, hat mich persönlich jedoch abgeschreckt. In der BBC-Sendung »Horizon« trat ein Cronie auf, der mir typisch zu sein schien. Seine normale Ernährung schien ziemlich teuer zu sein, aber auch verschwenderisch – zum Beispiel behielt er die Schale von Obst, warf aber das Fruchtfleisch weg. Und auch wenn er sehr gesund war, sah es für mich nicht nach einem genussvollen Leben aus, sich die ganze Zeit auf diese Art zu ernähren!

Die 5:2-Diät und andere Ernährungsformen mit periodischem Fasten scheinen die Vorteile des Cronie-Lebensstils nutzen zu können, jedoch in einer sehr viel zivilisierteren und lockereren Art. Anstatt zwanghaft die ganze Zeit Kalorien zu zählen, muss man es hier nur in kurzen, eingeschränkten Phasen tun. Dadurch wird der Körper angespornt, all die schützenden und regenerativen Prozesse zu aktivieren, die uns vielleicht ein längeres und besseres Leben bescheren.

Wichtig ist nicht nur, wie viel Sie essen, sondern auch, was Sie essen

Unterschiedliche Nahrungsmittel haben unterschiedliche Wirkungen auf den Körper. Wir haben schon gehört, dass die Produktion von Glucose schädigende freie Radikale entstehen lässt.

In der BBC-Fernsehsendung wurde die Meinung vertreten, dass vor allem Eiweiß den Zellproduktionsprozess mit Macht vorantreibt. Der interviewte Wissenschaftler, Professor Valter Longo, verglich unsere Körper mit Rennautos, die durch das Eiweiß schneller gemacht werden – Dr. Mosley nannte es den Go-Go-Modus –, ohne die Chance zu haben, sich wieder aufzuladen oder neu einzustellen. Die ganze Zeit in hoher Geschwindigkeit zu fahren, ohne das Auto jemals zur Wartung zu bringen verursacht Verschleiß. Wenn wir also ständig essen, erhöhen wir wirksam den Verschleiß unseres Körpers.

Zu fasten oder die über Essen konsumierte Energie drastisch einzuschränken wirkt also, als würden wir unseren Körper zur Wartung bringen. Wir versagen ihm Kalorien – Brennstoff – und spornen ihn so an, statt der Produktion neuer Zellen eine Bestandsaufnahme der schon vorhandenen vorzunehmen und sich um sie zu kümmern.

IGF-1 – ein Schlüsselhormon?

IGF-1 ist ein Wachstumshormon, das eine zentrale Rolle beim Alterungsprozess und der Entstehung von Krebs spielt. Wissenschaftler vermuten, dass es auch wesentlich für die Wirkung unserer 5:2-Diät ist. IGF steht für insulinähnliche Wachstumsfaktoren (engl. insuline-like growth factors), und IGF-1 ist wichtig für das Wachstum von Kindern.

Doch für Erwachsene sind die Wirkungen von IGF-1 nicht mehr positiv. Das Hormon scheint uns in einem konstanten Wachstumszyklus zu halten, der eher nachteilig ist – in dem *Go-Go-Modus*, von dem Dr. Mosley sprach.

Untersuchungen an Tieren haben ergeben, dass niedrigere IGF-1-Werte zu einer verbesserten Gesundheit und einer längeren Lebenserwartung führen können; Mäuse, die entweder auf eine Diät mit kontinuierlicher oder mit periodischer Kalorienrestriktion gesetzt wurden, lebten um 40 Prozent länger als Mäuse mit einer normalen Ernährung. Das entspräche beim Menschen einer Lebenserwartung von 120 Jahren oder mehr!

Kürzlich wurde in einem Forschungsbericht sogar vermutet, dass ein Hormon, das die Aktivität von IGF-1 blockiert, in Zukunft eine längere Lebenserwartung herbeiführen könnte – ohne dass man fasten muss! Eine Gruppe von Mäusen wurde genetisch so programmiert, dass die Mäuse ständig Hormone produzierten, die im Körper normalerweise beim Fasten entstehen, FGF21. Dadurch verlängerte sich die Lebensspanne der Mäuse um ein Drittel; allerdings war bei ihnen die Fruchtbarkeit beeinträchtigt, und es zeigten sich Verluste in der Knochendichte. (Am Ende des Buches finden Sie Links zu ausführlichen Beschreibungen der Studien.)

Der merkwürdige Fall von Menschen, die »immun« gegen Krebs sind

Selbstverständlich können von den Studien an Mäusen nicht ohne weiteres Rückschlüsse auf Prozesse beim Menschen gezogen werden. Einen zusätzlichen Hinweis aber gibt eine seltene *menschliche* Erbkrankheit, das Laron-Syndrom, bei dem die Betroffenen nur sehr niedrige IGF-1-Werte aufweisen. Durch den Mangel an diesem Wachstumshormon erreichen diese Menschen keine normale Körpergröße, sind aber durch denselben Mangel immun gegen Krebs und Diabetes. Professor Longo von der University of Southern California (derselbe, der den Rennauto-Vergleich anstellte) führte eine Studie mit 99 Menschen in Ecuador durch, die an dieser Krankheit litten. Die Studie führte zu erstaunlichen Ergebnissen.

Die Untersuchung läuft jetzt seit 24 Jahren. Keiner der Probanden hat Diabetes bekommen; nur bei einem einzigen wurde nicht tödlich verlaufender Krebs festgestellt. Im selben Zeitraum bekamen fünf Prozent ihrer Nachbarn – mit ähnlicher Ernährungs- und Lebensweise – Diabetes, und bei 17 Prozent wurde Krebs diagnostiziert. Im Gesamtdurchschnitt betrachtet lebte die Gruppe mit dem Laron-Syndrom nicht länger, aber das könnte daran liegen, dass diese Personen aufgrund ihrer Kleinwüchsigkeit häufiger Unfälle haben.

Ein Hinweis auf die möglichen Schutzwirkungen niedriger IGF-1-Werte ergab sich, als die Wissenschaftler das Blutserum derjenigen mit der Laron-Mutation unter dem Mikroskop studierten. Als die Zellen einem Gift ausgesetzt wurden, erlitten sie einen geringeren DNA-Schaden als die Vergleichszellen der Kontrollgruppe von Menschen ohne Laron-Syndrom. Fütterten die Wissenschaftler jedoch die Zellen der Laron-Patienten mit IGF-1, verschwand ihr besonderer Schutz.

Nahrung und IGF-1

Wenn also IGF-1 zur Schädigung der DNA beiträgt – derjenigen Schädigung, über die wir auch schon im Zusammenhang mit freien Radikalen und oxidativem Stress gesprochen haben –, was passiert dann, wenn wir weniger essen und als Konsequenz auch weniger IGF-1 produzieren?

Anscheinend geht bei einem Abfall der IGF-1-Hormonwerte der Körper in den Reparaturmodus, von dem weiter vorn die Rede war. Dieser erstaunliche Prozess ist ein sinnvoller Mechanismus des Körpers, wenn wir daran denken, wie unsere Vorfahren vor langer Zeit gelebt haben.

Denn bei ihnen gab es extreme Perioden des »Fastens« und des »Genusses«. Tina hat das klar dargestellt, als sie ihren Fortschritt seit der Aufnahme der 5:2-Diät beschrieb:

Wenn man darüber nachdenkt, ist es eigentlich die natürlichste Art zu essen, und wahrscheinlich die Art, die unsere noch in Höhlen wohnenden Vorfahren hat überleben lassen. Sie erjagten ein Tier, aßen ihre Beute und haben vielleicht tagelang kein weiteres Tier gefangen. Folglich haben sie in der Zeit bis zu ihrem nächsten Fang viel weniger Kalorien zu sich genommen.

TINA, 49

Unser Körper hat sich diesen dramatischen Unterschieden in der Nahrungsaufnahme sehr effizient angepasst – aber wie ich schon in der Einleitung geschrieben habe, bedeutet das, dass er darauf programmiert ist, Fettvorräte für schlechte Zeiten anzulegen. Wenn nun aber Nahrung ständig und in großen Mengen verfügbar ist und wir diese auch kontinuierlich zu uns nehmen, werden die Fettvorräte unseres Körpers nicht wieder abgebaut – so wie es früher bei den Urmenschen regelmäßig der Fall war. In der Art von 5:2 zu essen ahmt die Lebensweise unserer Vorfahren nach. Wissenschaftler haben sich diesbezüglich mit den Aktivitäten eines speziellen Gens beschäftigt, das der Schlüssel zu dem durch Fastenphasen angeregten Reparaturprozess zu sein scheint.

Das SIRT1-Gen – geniales Anti-Aging-Gen?

SIRT1 produziert ein Protein, das Sirtuin genannt wird (von engl. *silent mating type information regulation 2 homolog* – keine Angst, wir machen keinen Test am Ende des Buches!).

Kalorienrestriktion und Fasten scheinen dieses Gen zu aktivieren, das lebensverlängernd wirkt und Alterserscheinungen vermindert.

Auf jeden Fall tut es das bei Hefe und Würmern. Wenn sie extra Kopien dieses Gens besitzen, leben sie länger.

Bei Forschungen am Menschen wurde vor allem die Wirkung von Kalorienrestriktion auf die Aktivierung dieses Gens und auf den Zusammenhang mit dem weiter vorn beschriebenen »Reparaturmodus« der Zellen untersucht.

Man stellte die Theorie auf, dass Sirtuin eine Rolle bei der Regulierung und Verbesserung dieses Prozesses spielt – bei der Apoptose (dem programmierten Zelltod), der Verringerung des Schadens durch freie Radikale und bei der Abschwächung dessen, was als Entzündungsreaktion bezeichnet wird. Dabei versucht der Körper, sich selbst vor Infektionen zu schützen. Bei kleineren Schnittwunden oder leichten Entzündungen funktioniert das gut, solange viele Zellen zur Bekämpfung der Infektion zu der betroffenen Stelle sausen (und dort am Anfang der Heilung eine Schwellung und Rötung hervorrufen). Bleibt der Körper jedoch insgesamt in einem Zustand der Entzündung, ist das schädlich für die Gesundheit. Es wird vermutet, dass chronische Entzündungen verantwortlich für viele Erkrankungen sein können, zum Beispiel für Krebs, Herzerkrankungen und Arthritis.

Eine durch SIRT1 hervorgerufene Reduzierung der Entzündung kann also der Grund für viele gesundheitliche Vorteile sein, die bei Tieren und Menschen beobachtet wurden – und kann durch Kalorienrestriktion aktiviert werden, zum Beispiel durch die 5:2-Diät oder andere Arten von Intervallfasten. Diese Abhängigkeiten sind Gegenstand laufender Untersuchungen, bei denen auch die Möglichkeit überprüft wird, ob man dem SIRT1-Gen einen Anstoß verpassen kann, indem man ... Rotwein trinkt?

Die Rotwein-Connection

Schalen und Kerne von Weintrauben enthalten ein Molekül, das Resveratrol genannt wird. Einige Wissenschaftler sind der Meinung, dass sich durch Resveratrol zum Teil das »französische Paradox« erklären lässt. Es handelt sich dabei um das Phänomen, dass Franzosen trotz einer fettreicheren Ernährung länger leben als andere Westeuropäer.

Aber bevor Sie jetzt die Rotweinflasche öffnen, muss ich hinzufügen, dass die Forschung keine endgültigen Beweise erbracht hat und weitere Studien durchgeführt werden – Milliarden Dollar werden für das Ziel ausgegeben, die Ergebnisse für die Entwicklung lebensverlängernder Medikamente zu nutzen. Doch zurzeit wird die Rolle von Resveratrol – und des SIRT1-Gens im Allgemeinen – bei der Verlängerung der Lebensdauer noch immer kontrovers diskutiert.

Unsicherheiten und Motivation

Auch wenn die mit SIRT1, Resveratrol und IGF-1 zusammenhängenden biochemischen Mechanismen beim Fasten noch nicht endgültig geklärt sind, gibt es doch zahlreiche Studien, die die möglichen vorteilhaften Auswirkungen des periodischen Fastens und extremer Kalorienrestriktion auf mehrere Krankheitsbilder zeigen.

Natürlich wird hier weiter geforscht. Für mich und für die meisten beteiligten Wissenschaftler gibt es aber bereits genügend Belege aus unterschiedlichen Quellen, um zu der Überzeugung zu gelangen, dass die Lebensweise der 5:2- oder 4:3- oder 6:1-Diät oder des intermittierenden Fastens zukunftsweisend ist.

In den nächsten Abschnitten stelle ich Ihnen ein paar der aufregendsten medizinischen Forschungsergebnisse vor. Für mich war ihre Lektüre sehr motivierend, wenn mich mal wieder der Hunger plagte! Sollten Sie ausführlichere Informationen lesen wollen, finden Sie am Ende des Buches Links zu allen Forschungsberichten.

Medizinische Forschung zu speziellen Krankheiten

Noch stammen viele Nachweise aus der Forschung an Tieren, da aufgrund der langen Lebenszeit des Menschen Humanstudien sehr lange dauern. Bei Menschen, die einen drastisch kalorienreduzierten Lebensstil pflegen, werden die Auswirkungen oft mithilfe von »Biomarkern« gemessen, die durch Bluttests ermittelt werden. Diese Marker geben Hinweise auf die Wahrscheinlichkeit, bestimmte Krankheiten zu bekommen. Beispielsweise schätzt man aufgrund der Insulinsensitivität das Risiko ab, an Diabetes zu erkranken, und schließt von den LDL- und HDL-Cholesterinwerten auf die Wahrscheinlichkeit für ein späteres Auftreten von Herzerkrankungen.

Je weiter dieser Forschungsbereich sich entwickelt, desto mehr langfristige Informationen werden wir über die Auswirkungen von Diäten mit intermittierender Kalorienrestriktion bei menschlichen Probanden haben.

Einen ausgezeichneten Überblick über einige der besten Studien aus diesem Bereich bietet eine Zusammenfassung von 2007 von Dr. Krista Varady und Dr. Marc Hellerstein – den entsprechenden Link finden Sie in den Quellenangaben.

Krebs

Aus Tierversuchen gibt es Hinweise darauf, dass intermittierendes Fasten das Wachstum bestimmter Krebszellen verhindert und die Reaktion auf eine Krebstherapie verbessert.

Weil ein Zusammenhang zwischen Brustkrebs und Übergewicht vermutet wird, hat das *Genesis Breast Cancer Prevention Centre* (genesisuk.org) in Manchester bei Frauen mit einem hohen Krebsrisiko die Auswirkungen einer Diät mit intermittierender Kalorienrestriktion ähnlich der 5:2-Diät untersucht. Das Ergebnis war, dass eine Gewichtsreduzierung das Brustkrebsrisiko um 40 Prozent senken kann. Aber diese Diätform könnte noch andere Vorteile auf zellulärer Ebene haben.

In einer Studie verloren die fastenden Frauen mit der periodisch drastischen Kalorienrestriktion fast zweimal so viel Gewicht wie die »normalen« Diäthaltenden, die täglich ihre Kalorien einschränkten. Auch die Insulinsensitivität hatte sich bei der ersten Gruppe stärker verbessert – was ein ausgezeichnetes Ergebnis in Bezug auf Diabetes-Vorbeugung ist (mehr darüber weiter unten in diesem Kapitel).

In einer anderen Studie, der *Breast Risk Reduction Intermittent Diet Evaluation*, wurden Brust- und Körpergewebe analysiert, um herauszufinden, ob die Diät etwas am Verhalten der Gene verändert hatte. Dahinter stand die Hoffnung, dass eine Diät von 1.800 Kalorien an fünf und 600 Kalorien an den restlichen zwei Tagen der Woche die Aktivität des SCD-Gens verringern könnte. Von diesem Gen nimmt man an, dass es einer der Faktoren bei der Entstehung von Brustkrebs ist.

Wie ich schon erwähnt habe, wurde bei den meisten meiner weiblichen Verwandten mütterlicherseits Brustkrebs diagnostiziert. Abgesehen von meinen regelmäßigen Mammographien fühlte ich mich angesichts dieser Familiengeschichte ziemlich machtlos. Bis jetzt – das Ergebnis liegt vielleicht noch nicht schwarz auf weiß vor, aber ich erwarte es mit ganz besonderem Interesse. Dr. Michelle Harvie und ihr Team vom *Genesis Breast Cancer Prevention Centre* haben auch ein Buch geschrieben, in dem sie ihre Ernährungsratschläge zusammenfassen. Am Ende dieses Buches finden Sie dazu nähere Angaben und Links zu den in diesem Abschnitt erwähnten Forschungen.

Vorbeugung ist – natürlich – besser als Heilung; gleichzeitig weisen Forschungen an Tieren und einige begrenzte Studien mit Menschen auch darauf hin, dass Fasten zum richtigen Zeitpunkt zu einer besseren Verträglichkeit und einer höheren Erfolgsaussicht von Chemotherapien führen könnte. Ein theoretischer Erklärungsansatz lautet, dass durch das Fasten die gesunden Körperzellen in den langsameren Reparaturmodus umschalten, die Krebszellen sich aber weiterhin vermehren. Daher wären die gesunden Zellen den giftigen Wirkungen der Chemotherapie weniger ausgesetzt, während die bösartigen Zellen, auf die die Chemotherapie abzielt, wirkungsvoller angegriffen werden. Auch auf diesem Gebiet werden zurzeit weitere Studien durchgeführt. Auf jeden Fall muss ein Fasten im Zusammenhang mit einer Chemotherapie vorher mit den behandelnden Onkologen besprochen werden.

Herzerkrankungen

In beinahe jeder Familie gibt es jemanden, der von Herz-Kreislauf-Erkrankungen betroffen ist – sie sind Haupttodesursache Nummer eins. Unter dem Begriff Herz-Kreislauf-Erkrankungen oder auch kardiovaskuläre Erkrankungen werden außer Herzinfarkten auch zu hoher Blutdruck und

Schlaganfälle zusammengefasst – daher bilden sie verständlicherweise ein weites Feld von gesundheitlichen Problemen.

Ebenso ist es ein Bereich, den die Forschung im Blick hat, wenn es um die positiven Auswirkungen von Diäten mit drastischer Kalorienrestriktion geht.

In einer Reihe von Tierstudien wurde bei Nagetieren eine Verringerung des Blutdrucks, der Herzfrequenz und der Indikatoren für eine Herz-Kreislauf-Erkrankung festgestellt, als sie auf eine intermittierende Diät gesetzt wurden. In einem anderen Experiment mit Ratten, bei denen ein Herzinfarkt herbeigeführt wurde, fiel der Folgeschaden bei denjenigen, die eine intermittierende Diät erhielten, geringer aus als in der Kontrollgruppe.

Krista Varady und ihr Team von der University of Illinois haben Humanforschung in diesem Bereich durchgeführt. Mehrere Untersuchungen (Näheres im Kapitel »Quellenangaben«) ergaben, dass intermittierendes Fasten wirksam zum Abnehmen führt, wobei die Diäthaltenden offenbar weniger Muskelmasse verlieren als bei üblichen, täglich durchzuführenden Diäten. In Bezug auf Herz-Kreislauf-Erkrankungen waren die wichtigsten Ergebnisse der Studie eine Verringerung der LDL- (»schlechtes« Cholesterin) und Triglycerid-Werte im Blut und bei einer Studie auch eine Senkung des Blutdrucks.

In unserer 5:2-Diätgruppe haben bereits sechs Personen von einer Senkung des Blutdrucks und einige mehr von einem niedrigeren LDL-Wert berichtet.

Diabetes Typ 2

Ich habe miterlebt, dass Diabetes Typ 2 (oder »Altersdiabetes«) nicht – wie viele glauben – nur eine lästige Unannehmlichkeit ist. Diabetes 2 kann viele Sekundärschäden hervorrufen, zum Beispiel Herz-Kreislauf-Probleme, Nierenerkrankungen, Schädigungen an der Netzhaut des Auges, Nervenleiden und Kreislaufstörungen in Beinen und Füßen, die sogar zur Amputation führen können.

Eine steigende Anzahl von Erwachsenen in der ganzen Welt leidet heute unter Diabetes 2, aber inzwischen wird die Krankheit vermehrt auch bei Kindern und jungen Leuten diagnostiziert. Das ist vor allem auf ein Ansteigen der Fettleibigkeit in dieser Gruppe zurückzuführen. Die Folgen für die Gesundheit der Betroffenen – und die Kosten für das Gesundheitswesen – sind erschreckend.

Diabetes Typ 2 entsteht, wenn der Körper den Zucker, den wir mit der Nahrung zu uns nehmen, nicht mehr effektiv genug verarbeiten kann. Unser Körper verwandelt einen Teil des im Essen enthaltenen Zuckers in einfachen Zucker (Glucose), um den Zellen Energie zu liefern. Das von der Bauchspeicheldrüse produzierte Hormon Insulin hilft dabei, den Blutzuckerspiegel zu regulieren – zu hohe Blutzuckerwerte sind gefährlich, also sendet das Insulin eine Anweisung an die Zellen, mehr Glucose aufzunehmen, damit der Wert im Blut wieder sinkt.

Problematisch wird es, wenn die Bauchspeicheldrüse nicht mehr genug Insulin produziert oder wenn die Zellen nicht mehr im erforderlichen Maß auf das Insulin reagieren. Das passiert am häufigsten bei Übergewichtigen, weil das Übergewicht es dem Körper erschwert, den Blutzucker zu regulieren. Doch auch Normalgewichtige können von dieser sogenannten Insulinresistenz betroffen sein.

Viele Jahre lang wurde zur Stabilisierung des Blutzuckerwertes das »Grazing« (Grasen) empfohlen. Dabei geht es darum, über den Tag verteilt viele kleine Mahlzeiten zu sich zu nehmen, damit die Blutzuckerwerte niemals fallen (ein Abfall des Blutzuckerwerts signalisiert dem Gehirn Hunger). Diese Methode könnte funktionieren, wenn man zwischen den Mahlzeiten gesunde Nahrungsmittel in kleinen Portionen isst – aber wie wir schon gesehen haben, ist die Versuchung groß, als »Zwischendurch-Snack« zu etwas mit viel Fett und viel Zucker zu greifen. Das bewirkt dann, dass man zunimmt *und* die Bauchspeicheldrüse Überstunden machen muss.

Für mich als Nichtwissenschaftlerin scheint es plausibel, dass weniger Mahlzeiten eine Reduzierung der über den Tag verteilten Zucker- und Insulinspitzen herbeiführen und so dem Körper die Regulierung der Blutzuckerwerte erleichtern. Ein selteneres Auftreten von Zucker- und Insulinspitzen kann auch die Menge von Körperfett beeinflussen, da Insulin *lipogen* (fettspeichernd) wirkt. Während es durch den Körper zirkuliert, legt dieser Fettvorräte an, anstatt Fett zu verbrennen – ein weiterer Grund für Diäthaltende, zu viele Zucker- und Insulinspitzen zu vermeiden.

Und genau das bewirkt das intermittierende Fasten – wenn wir gar kein oder fast gar kein Essen zu uns nehmen, greift unser Körper stattdessen für die benötigte Energie auf seine vorhandenen Vorratsquellen zurück.

Und was sagt die Forschung? Tierstudien (vor allem an Ratten) erbrachten wichtige Hinweis darauf, dass das Fasten eine positive Wirkung darauf haben kann, wie die Fastenden Glucose verarbeiten – obwohl nicht alle Humanstudien zu den gleichen Ergebnissen kamen. Doch die bereits oben erwähnte Studie des *Genesis Breast Cancer Prevention Centre* fand heraus, dass Frauen, die eine intermittierende Diät einhielten, eine stärkere Verbesserung in ihrer Insulinsensitivität aufwiesen als diejenigen der Kontrollgruppe mit einer täglichen Diät.

Eine andere Studie ergab, dass auch alternierendes Fasten ohne eine Reduktion der insgesamt verzehrten Kalorienmenge eine höhere Insulinsensitivität der Körperzellen bewirkte.

Für abschließende Ergebnisse muss noch viel Forschungsarbeit geleistet werden, aber klar ist, dass allein durch eine Verringerung des Übergewichts das Risiko von Diabetes Typ 2 gesenkt wird. Wenn Ihnen das Fasten also beim Abnehmen hilft, verringern Sie dadurch gleichzeitig Ihr Risiko, an Diabetes Typ 2 zu erkranken; ist die Krankheit bei Ihnen bereits diagnostiziert, wird es leichter für Sie, sie in Schach zu halten.

Asthma, Autoimmunkrankheiten und andere chronische Leiden

Zahlreiche weitere Studien laufen momentan, die die Wirkung intermittierenden Fastens auf allerlei Leiden untersuchen, die unsere Lebensqualität beeinträchtigen.

Dr. James Johnson, der in seinem Buch »Die 50:50-Diät« eine spezielle Art des intermittierenden Fastens beschreibt, befragte Asthmatiker, die diese Diät durchführten. Bei 19 Diäthaltenden von 20 besserten sich die Asthma-Symptome.

In einer anderen Studie untersuchte Johnson über 500 50:50-Diäthaltende: Sie berichteten von einer ganzen Reihe Verbesserungen bei unterschiedlichsten Leiden, darunter »Insulinresistenz, Asthma, saisonale Allergien, durch Viren, Bakterien und Pilze hervorgerufene Entzündungen, Autoimmunkrankheiten (rheumatoide Arthritis), Osteoarthritis, Symptome aufgrund von durch Entzündungen hervorgerufene Verletzungen im zentralen Nervensystem (Tourette-, Menière-Syndrom), Herzrhythmusstörungen (Herzstolpern, Vorhofflimmern), mit der Menopause zusammenhängende Hitzewallungen«.

Auch Mitglieder unserer 5:2-Gruppe haben Verbesserungen bei verschiedenen, sie schon lange plagenden Gesundheitseinschränkungen erlebt, von hormonellen Problemen wie dem prämenstruellen Syndrom (PMS) und Wechseljahresbeschwerden bis hin zu Gelenkentzündungen und dem Restless-Legs-Syndrom (Syndrom der ruhelosen Beine).

Ich nehme ab, sehe in meiner Kleidung besser aus, und die rheumatoide Arthritis in meinen Händen tut nicht mehr so weh. Außerdem kann ich meine Finger mehr bewegen, ohne dass sie knacken. Bin sehr gespannt, wie mein Blutdruck ist, wenn ich das nächste Mal zum Arzt gehe.

ANITA, 51

Ich hatte ziemlich starke Wechseljahresbeschwerden, und weil ich gar nicht erwartete, dass die Diät daran etwas ändern würde, war es eine erfreuliche Überraschung, als die Beschwerden sich besserten. Meine nächtlichen Schweißausbrüche sind vorüber, und auch wenn ich ab und zu noch Hitzewallungen habe, sind sie lange nicht mehr so schlimm wie früher.

SALLY, 49

Das sind natürlich nur einzelne, persönliche Erfahrungen, aber ich bin sicher, es wird mehr Belege geben, wenn 5:2 und das intermittierende Fasten populärer geworden sind.

Ein Wort zu den Unterschieden bei Frauen und Männern

Lange Zeit wurde von der Medizinforschung vorausgesetzt, dass weibliche Körper genauso funktionieren wie männliche – was dazu führte, dass an Männern gewonnene Forschungsergebnisse auf beide Geschlechter übertragen wurden.

Heute wird stärker berücksichtigt, dass dies zu falschen

Schlüssen führen kann. In Bezug auf intermittierendes Fasten gibt es die Befürchtung, dass Frauen – vor allem während der Jahre ihrer Fruchtbarkeit – nicht in der gleichen positiven Art reagieren könnten wie Männer. So wurden zum Beispiel Schlafstörungen und eine verminderte Fruchtbarkeit bei beiden Geschlechtern festgestellt, jedoch in höherem Maße bei Frauen. Das ist eigentlich nicht überraschend – Fasten setzt den Körper unter Stress (auch wenn es ein »positiver« Stress ist, solange er kontrolliert stattfindet). Daher kann es sein, dass der Schlaf gestört ist und die Reproduktion nicht die erste Priorität des Körpers ist, der sich zunächst aufs Überleben konzentriert.

Für Frauen, die schwanger werden möchten, ist eine 5:2-Diät deshalb nicht ratsam. Aber es kann durchaus die Wahrscheinlichkeit einer gesunden Schwangerschaft erhöhen, wenn man vorher Übergewicht abbaut.

Je mehr wir uns bewusst werden, was für und was gegen die 5:2-Diät sprechen könnte, desto besser. Natürlich bleibt es letztlich immer eine persönliche Entscheidung, und in den Quellenangaben finden Sie dafür nützliche Links.

Was hat es mit dem Hungermodus auf sich?

Jahrelang war der sogenannte Hungermodus eine beängstigende Aussicht für alle Diäthaltenden. Wie ich in der Einleitung erwähnt habe, wurde auch ich von Freunden davor gewarnt, als ich die Diät begann.

Hinter dem Begriff Hungermodus steht folgende Hypothese: Wenn der Körper über einen längeren Zeitraum keine oder nur sehr wenig Nahrung bekommt, folgt er einem Notfallplan, bei dem er die Anzahl der erhaltenen Kalorien »rationiert«, um damit auszukommen. Diese Strategie setzt er schließlich so effektiv ein, dass er es weiterhin tut, auch wenn er wieder normale Nahrungsmengen bekommt. Der Rest der Nahrung wird dann als Vorrat eingelagert, und die Diäthaltenden nehmen wieder zu.

In anderen Worten, der Hungermodus hat vielleicht den Steinzeitmenschen vor einem frühzeitigen Tod bewahrt, aber er könnte auch die Menschen des 21. Jahrhunderts davor bewahren, jemals wieder in diese hautengen Jeans zu passen ...

Es ist schwer zu sagen, was an dieser Hypothese vom Hungermodus Wahrheit und was Erfindung ist. Einige Diätgurus halten ihn für einen Mythos, andere machen ihn zum Buhmann für Diäthaltende. Wenn der menschliche Körper über einen langen Zeitraum keine Nahrung bekommt – 72 Stunden oder mehr, die Meinungen sind nicht einheitlich –, beginnt er Zellen abzubauen, um daraus die Stoffe herzustellen, die er braucht. Und das heißt wahrscheinlich, dass das Muskelgewebe weniger wird, je länger die Hungerperiode andauert. Was eindeutig *nicht* gut wäre.

Doch die Schlüsselwörter scheinen hier *»längerer Zeitraum«* zu sein. Das Schöne am 5:2-Diätansatz ist ja gerade, dass man nicht die ganze Zeit über fastet. So kann man den einen oder die zwei oder auch drei Tage nicht nur eher durchhalten – man braucht der Versuchung ja nur bis zum nächsten Tag zu widerstehen –, sondern es wird auch jedem Risiko vorgebeugt, dass im Stoffwechsel kontraproduktive Veränderungen stattfinden. Man reduziert die Kalorien nicht lange genug, um seinen Körper zu ungewöhnlichen Maßnahmen zu treiben.

Was eine gute Nachricht für Ihre hart arbeitenden Zellen ist – und für Ihre Gesundheit im Allgemeinen.

Körper – und Geist

Die Forschungsergebnisse sind spannend und beeindruckend. Aber wird das Ihre Willenskraft so weit stärken, dass Sie Ihrem Verlangen nach Schokolade um vier Uhr nachmittags widerstehen können?

Vielleicht. Glücklicherweise hat Fasten auch starke positive Auswirkungen auf Ihr Gehirn, Ihre Stimmung und Ihre Haltung gegenüber dem Essen. In Kapitel vier erläutere ich dies ausführlicher.

Zunächst möchte ich Sie jedoch an der Fortsetzung meines Diättagebuchs teilhaben lassen. Den ersten Fastentag hatte ich überstanden – und wie weiter?

Kates 5:2-Tagebuch Teil drei:

August und September 2012

MyFitnessPal schimpft mit mir
Stimmung: aufgeregt, neugierig, glücklich

So. Einen Fastentag hinter mir, mein restliches Leben vor mir…

Am Tag nach meinem ersten Fastentag fühle ich mich wunderbar – und ich gebe zu, dass ich's mit dem Genussessen etwas übertrieben habe. In der Fernsehsendung wurde gesagt, dass man an den Nicht-Fastentagen praktisch essen kann, was man will, also… Na ja, ich habe mich bis zum Nachmittag ganz gut gehalten – sogar die Portionsgröße meines Joghurtfrühstücks verkleinert –, aber dann war's ein bisschen wie »Gott sei Dank ist Freitagabend – lass uns alles essen, was im Kühlschrank ist!«.

Der Anfang war gut, ein Blaubeer-Joghurt-Frühstück mit nur 104 Kalorien, und dann mittags ein Sandwich. Aber zum Abendessen …

italienischer Roséwein (500 ml)	300 kcal
Fertigdessert aus Gebäck, Karamell und Schokolade	440 kcal
Tortilla-Chips (25 g)	119 kcal
Edamame-Bohnen, Erbsen (125 g) und Wasabi-Dip	208 kcal
Vollkornbrötchen	155 kcal

Knoblauchpilze (100 g)	135 kcal
Cherrytomaten, 5 Stück (60 g)	12 kcal
Butter (10 g)	69 kcal
kandierter Apfel	68 kcal

Insgesamt 1.506 kcal

Ein klein wenig schäme ich mich, das alles hier aufzuschreiben. Es ist ein Dessert dabei, das allein fast so viele Kalorien hat wie mein Gesamtverbrauch am gestrigen Tag, und dann habe ich auch noch fast zwei Drittel einer Weinflasche geleert (feiere ich, dass ich heute keinen Fastentag habe?).

Und trotzdem... ich muss ehrlich mit mir selbst sein: Wir haben alle unsere schlechten Tage, und die Kalorien am ganzen Tag waren nur wenig mehr als die 1.876, die ich essen könnte, ohne weiter zuzunehmen.

Ich werde ganz bestimmt nicht jeden meiner Genusstage dokumentieren, aber es ist beruhigend zu wissen, dass ich bei dieser Diät all die leckeren Dinge essen kann – ab und zu – und trotzdem abnehme, wenn ich an den Fastentagen aufpasse. A propos Fastentage...

Fastentag Nummer zwei ist ein Samstag, und ich esse genau das Gleiche wie an meinem ersten Fastentag. Eigentlich hätte ich gedacht, dass das langweilig werden könnte, aber tatsächlich ist es ziemlich befreiend. Was ist falsch daran, bei einer Frühstücksoption zu bleiben, die schmeckt und von der man weiß, dass sie dafür sorgt, dass man keinen Heißhunger bekommt?

Die Lehrerin in meinem Computer

MyFitnessPal ist allerdings ziemlich sauer auf mich. An einem Fastentag wirft man mir vor, dass ich viel zu wenig esse und dadurch in den Hungermodus geraten könnte. Zum Glück besagt alles, was ich darüber gelesen habe, dass es meinen Stoffwechsel nicht beeinträchtigen wird, wenn ich einen einzigen Tag faste und danach wieder normal esse.

Das Merkwürdigste ist, dass ich meine Fastentage anfange zu *mögen* und mich sogar darauf freue. Ich habe das Gefühl, es sind Tage, an denen ich mal nicht ans Essen denken muss, und auch so etwas wie »Ruhetage« für meinen Körper. Das passt zu dem, was im Programm steht – dass der Körper in den Reparaturmodus schaltet, wenn er nicht durch die Zufuhr von Nahrungsmitteln dauernd neue Energie produzieren muss.

Ich experimentiere mit unterschiedlichen Essenszeiten und -intervallen. Aufgrund der vielen Diabetesfälle in meiner Familie interessiert mich natürlich die Wirkung von Insulin. Es fasziniert mich, dass ein Vorteil bei dieser Art des Fastens darin bestehen könnte, dass der Körper nicht die ganze Zeit Insulin produzieren muss. Also ist es vielleicht eine gute Idee, mal zu versuchen, weniger Mahlzeiten am Tag zu essen?

Hunger? Kann gerne kommen!

Wirklich merkwürdig finde ich, wie sich Hunger anfühlt. Ich hatte es vergessen. Was ich häufig fälschlicherweise für Hunger gehalten habe, war wohl eher Durst oder Langeweile.

Und jetzt, wo ich mich an meinen Fastentagen den Hunger spüren lasse, stelle ich fest, dass das Gefühl nicht halb so schlimm oder dramatisch ist, wie ich befürchtet habe. Ich bin mir bewusst, dass ich großes Glück habe, ein oder zwei Tage in der Woche kaum etwas zu essen und gleichzeitig zu wissen, dass mir jederzeit Essen zur Verfügung steht, wenn ich es möchte. Weniger zu essen ist, als würde man zum Check-up gehen – eine Erinnerung daran, wie eine für den Körper bekömmliche Essensmenge aussieht und was für ein Glück wir haben, dass es für uns immer Nahrung gibt, wenn wir sie brauchen.

August ist Partymonat

Als ich mich entschloss, die Diät anzufangen, wusste ich, dass es im August nicht einfach werden würde. In diesem Monat gab es in meinem Kalender eine Menge Partys und andere Ereignisse, zu denen ich gehen wollte. Inklusive Essensangeboten. Also dachte ich, dass a) meine Diät ziemlich schwer durchzuhalten sein würde und dass b) es wahrscheinlich im August eher darum gehen würde, nicht noch dicker zu werden, als abzunehmen. Insgesamt fastete ich in diesem Monat an sieben Tagen – meine Erwartungen wurden allerdings übertroffen.

Gewicht am 31. August: 71 Kilo –

Gewichtsverlust bisher: 2 Kilo.

Diät seit 22 Tagen

Hurra! Das ist viel mehr, als ich erwartet hätte. Meine Kleidung sitzt lockerer, und meine Hoffnung, dass ich auf diese Art abnehmen kann, wächst... Ist diese Diät vielleicht endlich das, wonach ich gesucht habe?

Turbo-September

Der Partymonat ist vorbei, jetzt beginnt die »harte« Realität. Ich mag den Herbst, und ich freue mich darauf, jetzt die Diät etwas strenger anzugehen. Die vier Pfund, die ich im letzten Monat abgenommen habe, sind ein toller Anfang, und darüber hinaus fühlt es sich an, als könnten sie für immer verschwunden sein!

Ich habe mir eine Routine zurechtgelegt: Montag und Mittwoch sind meine Fastentage, so habe ich das Wochenende frei und kann essen gehen oder zu Hause schlemmen, ohne Kalorien zu zählen.

An den Fastentagen frühstücke ich jetzt nicht mehr, ich trinke nur einen schwarzen Kaffee. Und obwohl ich sehr gerne koche, esse ich an den Fastentagen nur ganz einfache Sachen: Salate, Fertigsuppen, vielleicht ein paar Beeren oder Joghurt. Aber das bedeutet auch, dass ich schon Backpläne fürs Wochenende schmieden kann, etwas, das überhaupt nicht infrage kam, als ich auf Low Carb war und dauernd Kalorien zählen musste.

Bei 5:2 zähle ich dagegen sogar an den Fastentagen kaum noch Kalorien. Ab und zu nutze ich MyFitnessPal, aber langsam weiß ich instinktiv, wie viel ich essen kann.

Rote Bete – meine momentane Nummer eins

In der Monatsmitte verändert sich das Wetter, und ich überlege, ob ich Salat gegen Suppe eintauschen soll. Ich experimentiere mit Suppen, die stückiger sind und die man im Supermarkt in Bechern kaufen kann. Sogar diejenigen mit Käse oder Sahne haben selten mehr als 150 Kalorien pro Portion, also entscheide ich mich, diese als Grundlage für meine Fastentage zu nehmen. Ich finde es ganz gut, dass der größte Teil meines Essens in einem einzigen Becher enthalten ist; irgendwie kommt mir das Fasten dann weniger abschreckend vor.

Eine meiner bevorzugten Suppen ist Rote-Bete-Suppe – ich staune, dass ich noch nicht rosarot geworden bin, denn meine Fastentage enthalten fast immer etwas von der purpurroten Wurzel. Vor allem die kleine süße Sorte, in würziger Marinade eingelegt, könnte ich eimerweise essen. Na gut, jeder nach seinem Geschmack, stimmt's?

Zusätzlich zu meiner täglichen Suppenration kann ich noch ein paar Snacks oder Leckereien zu je 100 Kalorien genießen: Rote Bete (!), ein paar tiefgefrorene Beeren mit Joghurt und eine winzige Menge Müsli, um den Joghurt ein bisschen aufzupeppen, Apfel- oder Bananenstücke und von Tortilla-Chips die kleinste Portion der Welt. An einem Abend treffe ich mich mit Freunden und will nicht absagen, also erlaube ich mir ein Glas Wein (100 Kalorien). Es erscheint vielleicht ein bisschen dekadent, ein Fünftel meiner Kalorienmenge eines ganzen Tages mit Alkohol zu verbrauchen, aber ich vertrage sowieso nicht viel davon.

Die Puppenstuben-Portionen sind etwas surreal und sehen sogar auf den kleinsten Tellern, die ich habe, ein bisschen traurig aus – aber da es ja nur an zwei Tagen in der Woche so ist, stört es mich nicht weiter. Ich weiß, dass das dauernde Abmessen und Wiegen zu einer richtigen Obsession werden kann, und zu einer nicht gerade gesunden; deswegen finde ich, dass die Tage, an denen man essen kann, was man möchte, nicht nur aus physiologischen Gründen, sondern auch für die Psyche äußerst wichtig sind. Es geht darum, dass man das Essen genießen kann, was bei einer Diät häufig gar nicht mehr der Fall ist.

Genuss, nicht nur Nahrungsaufnahme

Ich habe beschlossen, meine »Essenstage« »Genusstage« zu nennen – in der Fernsehsendung hießen sie »Ernährungstage« (engl. feed days), was mich an einen Bauernhof hat denken lassen. Mir fiel auch ein Artikel ein, den ich über »Feeder« gelesen hatte – Männer, die sich gern mit beleibten Frauen verabreden und Freude daran haben zuzusehen, wie diese große Essensberge vertilgen. Diese Zusammenhänge passen so gar nicht zu dem neuen Lebensstil, den ich mir erhoffe – »genießen« dagegen hört sich für mich sehr schön an. Es geht doch darum, dass man nicht gleich in einen Kuchen- und Puddingrausch nach Art der englischen Kultköchin Nigella Lawson fällt, sondern dass man an den Nicht-Fastentagen, an denen man essen kann, was man möchte, seine Mahlzeiten genießt.

Ich merke auch, dass meine anfängliche Neigung, es an meinen Genusstagen etwas zu übertreiben, weniger wird, je mehr ich mich an die Diät gewöhne. Einer der Gründe ist, dass mir nach dem Kalorienzählen an den Fastentagen stärker bewusst ist, wie viele Kalorien die Nahrungsmittel haben. Daher esse ich jetzt manchmal nach einem nicht so reichhaltigen Mittagessen mit viel Genuss einen Brownie, anstatt ihn wie früher hinunterzuschlingen, während ich zum Zug renne. So kann ich den wunderbaren Geschmack voll auskosten…

Ein anderer Grund ist, dass meine Sinne nach einem Fastentag alles viel intensiver wahrnehmen. Sogar eine einzige Toastbrotscheibe mit Erdnussbutter ist wie ein Fest, wenn ich es am Tag davor geschafft habe, unter 500 Kalorien zu bleiben…

Gewicht am 30. September: 69 Kilo

Abgenommen insgesamt: 4 Kilo

Diättage: 52

Ich nehme etwas langsamer ab als am Anfang, und es ist kein dramatischer Gewichtsverlust, aber wenn ich so weitermache, habe ich bis Weihnachten gute sechs Kilo abgenommen und bin damit in einem gesunden BMI-Bereich.

Auch wenn ich nur nach und nach Gewicht verliere, fühlt es sich wie ein riesiger Durchbruch an, und das ist es auch wirklich. Wenn ich daran denke, wie ich mich im Juli gefühlt habe – dass mein Gewicht und mein Essverhalten völlig außer Kontrolle waren, dass ich keine Möglichkeit hatte, diese fürchterliche Entwicklung zu stoppen –, dann bin ich erleichtert und glücklich.

Und natürlich merke und sehe ich den Unterschied. Meine Kleidung sitzt viel lockerer, und sogar meinen BH musste ich enger stellen. Könnte es sein, dass diese schrecklichen Fettwülste am Rücken ihrem Untergang entgegensehen?

Ich freu mich auf den Oktober …

4. Fasten ist gut fürs Gehirn

Wenn ich jetzt, nach ein paar Monaten, mein bisheriges Tagebuch noch einmal lese, wird mir umso klarer, wie wichtig die richtige Einstellung für eine erfolgreiche Diät ist.

Wer in der Lage ist, eine Diät langfristig erfolgreich durchzuhalten, hat auch die mentale Stärke, einem momentanen Verlangen nach bestimmten Nahrungsmitteln um eines langfristigen physischen Vorteils willen zu widerstehen. Und ich weiß aus eigener Erfahrung, dass genau an diesem Punkt sehr viele Diäthaltende scheitern. Wenn man seinem Körper die Folgen dieses einen Stückes Schokoladenkuchen sofort ansähe, wäre es vielleicht leichter, der Versuchung nicht nachzugeben.

Wie schon ausgeführt, braucht unser Körper Energie, um zu funktionieren, und ist darauf programmiert, diese auch für eventuelle Notzeiten zu speichern. Das war für unsere Vorfahren absolut lebensnotwendig, doch heute, im industrialisierten 21. Jahrhundert, in dem viele von uns in der glücklichen Lage sind, eine riesige Auswahl an jederzeit verfügbarem Essen zu haben, ist es ironischerweise schwer, die »richtige« Entscheidung für unseren Körper zu treffen. Theoretisch haben wir eine große Menge appetitlicher, frischer Produkte zur Auswahl, die gut für uns wären, aber in der Praxis haben viele Menschen keine wirkliche Kontrolle über ihre Essgewohnheiten.

Auch meine eigenen Gewichtsprobleme resultierten aus einem ganzen Mix an Faktoren:

- dem Tausch einer aktiven gegen eine hauptsächlich sitzende Tätigkeit;
- einer Abneigung gegen fast jede Form von sportlicher Betätigung;
- einer Vorliebe für Süßes – und für Genussessen überhaupt;
- meiner Freude am Kochen und noch mehr am Backen;
- einer leichten »Suchtpersönlichkeit«;
- einer von Natur aus – ähem! – kurvigen Körperform;
- einer starken assoziativen Verbindung zwischen Essen und Trost oder Belohnung. Das bedeutet zum Beispiel auch, dass immer dann, wenn ich mich mies wegen meiner zu eng sitzenden Jeans fühle, mein erster Instinkt der Griff zur Keksdose ist.

Welche Gründe haben Ihre Gewichtsprobleme?

Und wie sieht es bei Ihnen aus? Nehmen Sie sich doch einmal ein paar Minuten Zeit und überlegen Sie, warum Sie beim Essen häufig nicht die richtigen Entscheidungen treffen.

Fühlen Sie sich vielleicht von einem der folgenden Punkte angesprochen?

- Stress: Viele von uns führen ein sehr geschäftiges, oft hektisches Leben, in dem wir lange Strecken fahren und lange arbeiten. Oft versuchen wir durch Essen – vor allem durch Nahrungsmittel mit viel Zucker und Fett – schnell neue Energie zu tanken, damit wir Abgabe- oder sonstige Termine schaffen oder um uns nach einem harten Arbeitstag zu belohnen.

- Marktinteressen: Hersteller und Verkäufer wissen, dass mit verarbeiteten Nahrungsmitteln oft ein höherer Profit zu machen ist, also werden diese auf eine Art vermarktet, die genau solche energiefördernden oder tröstenden Wirkungen behauptet. Oft ist es einfacher, sich schnell ein Energie- und Trostriegelchen oder eine Fast-Food-Mahlzeit zu kaufen, wenn wir im Stress sind, als etwas Frisches zu finden und eventuell auch noch zubereiten zu müssen.

- Medienbilder von Schönheit: Fotos in den Medien (gerade auch die bearbeiteten) präsentieren so perfekt gebaute menschliche Wesen, dass wir gar nicht mehr wissen, was normal oder gesund ist. Und wenn wir diesem unmöglich zu erreichenden Ideal sowieso nicht entsprechen können, trösten wir uns wieder mit Essen.

- Anerzogene Verhaltensmuster: Unser eigenes Essverhalten hängt eng damit zusammen, wie wir aufgewachsen sind und wie sich die Menschen in unserer Umgebung verhalten. Solche Einflüsse können zum Beispiel Süßigkeiten als Trost in der Kindheit sein oder später der Konsum von Alkohol, wenn man sich unangenehmen Situationen ausgesetzt sieht.

- Vermeiden von Hunger: Oft essen wir den ganzen Tag

über ständig irgendetwas und entwickeln geradezu Angst davor, Hunger zu bekommen. Dabei ist Hunger in den industrialisierten Ländern im Allgemeinen höchstens ein zeitlich begrenzter Zustand. Und diese dauernde Nahrungsaufnahme lässt das schöne Gefühl der Vorfreude gar nicht erst entstehen, das einen erfüllt, wenn man zum Beispiel vor einer köstlichen Mahlzeit eine längere Zeit nichts isst.

Außerdem werden unsere richtigen Entscheidungen noch durch die bereits erwähnte Tatsache erschwert, dass unsere Körper dafür programmiert sind, den Geschmack von kalorienreichen Nahrungsmitteln besonders zu mögen!

Wissen Sie noch, wie sich Hunger anfühlt?

Ich hatte es vergessen, bis ich mit dieser Diät anfing. Ich aß oft, wenn ich eigentlich Durst hatte oder mich langweilte, und ich hatte schon ganz das Gefühl dafür verloren, wann ich wirklich Essen brauchte und wie schön es sein kann, sich auf eine bevorstehende Mahlzeit zu freuen.

Meine ersten Fastentage waren wie eine Offenbarung – ich bekam Hunger, nahm den Hunger ganz bewusst wahr und konnte dann trotzdem mit meinem alltäglichen Leben fortfahren. Etwas Ablenkung von dem Hungergefühl boten Mineralwasser, schwarzer Kaffee oder Kräutertee, und manchmal lenkte ich mich sogar mit Sport ab. Die Hungerattacken kamen schubweise, und ich spürte sie fast wie einen Krampf im Magen. Aber wenn ich das Gefühl ignorierte, flaute es wieder ab.

Wie ich es schaffte, diese nagenden Hungergefühle zu ignorieren? Ich wusste, dass es am nächsten Tag anders sein würde – das war der entscheidende Unterschied zu all meinen vorherigen Diäten. Außerdem war mir klar: Wenn ich es nicht schaffen würde, noch ein paar Stunden mit dem Essen zu warten, dann gäbe es für mich überhaupt keine Hoffnung mehr. Auch das Wissen, wie sehr mein Körper von den Fastentagen profitieren würde, war eine gute Motivation.

Früher wusste ich bei einer Diät, dass sie so bald nicht wieder aufhören würde, und das untergrub jedes Mal von Neuem meine Willenskraft. Heute muss ich nur bis zum nächsten Tag warten, um das essen zu können, worauf ich am meisten Lust habe. Mit diesem Wissen ist eine Hungerphase sehr viel leichter durchzuhalten.

Vielen erging es so, dass die »Einschränkung« eines Fastentags sich bald eher wie eine »Befreiung« anfühlte, eine Befreiung davon, sich ums Essen zu kümmern, und wie ein Mittel, um sich den Rest des Lebens angenehm normal zu fühlen.

Bei dieser Diät kann ich mir am Freitag ein paar Gläser Wein gönnen und am Samstagabend essen gehen, ohne das Gefühl zu haben, meine Diät »gebrochen« zu haben. Das bedeutet, dass sich in meiner Beziehung mit meinem Mann nichts verändern muss, denn wir gehen fast immer Samstagabend essen.

JULIE, 45

Das Verbrechen, dick zu sein

Eins meiner Probleme mit früheren Diäten war das Gefühl von Entbehrung und sogar Bestrafung, das das ständige Kalorienzählen in mir erzeugte. Vielleicht kennen Sie das: Man fängt mit den besten Absichten an, aber bald fühlt man sich, als wäre diese ständige Einschränkung beim Essen eine Strafe dafür, dass man zu gierig war. Und dann sagt man sich in einem schwierigen Moment: »Was soll's! Wenn ich gierig bin, dann bin ich's eben«, tröstet sich mit dem Trostessen seiner Wahl – Schokolade, Käse, Brot, Wein – und setzt damit gleich den nächsten Kreislauf von Schuldgefühlen in Gang.

Das Problem bei Diäten wie Low Carb, bei denen man eine ganze Nahrungsmittelgruppe fast völlig weglassen muss, ist das Gefühl, dass man niemals die Sachen essen kann, die man besonders mag und die außerdem auch noch in vielen Ländern Grundnahrungsmittel sind – man fängt an, den Verzehr von Kuchen als Sünde zu betrachten, oder man wird von der Fantasie geplagt, zur Suppe ein Stück Brot zu essen. Außerdem bekommt man bei Essenseinladungen oder Feiern den Ruf, nur ausgewählte Sachen zu essen, was wiederum offensichtlich macht, dass man »schon wieder« auf Diät ist und also vorher versagt hat.

Die 5:2-Diät verändert den Blick auf das eigene Essverhalten, und ich glaube, dass diese Veränderung bleibend ist. Viele ziehen es vor, 5:2 gar nicht als Diät zu bezeichnen, wegen der negativen Assoziationen mit früheren nicht funktionierenden oder aufgegebenen Diäten. Ich benutze den Begriff Diät hier, weil er kurz ist und für mich eine bestimmte Art zu essen beschreibt. Aber wenn Sie wollen, können Sie 5:2 auch als einen Plan, eine Herangehensweise, eine Art zu essen oder als Lebensstil bezeichnen.

Ich empfinde meine Fastentage als kleine Pause für meinen Körper und eine Pause vom Kochen, da ich an diesen Tagen die Zeit in der Küche auf eine Minimum beschränke. Das ist eine gute Erinnerung daran, dass Essen durchaus nicht das Wichtigste im Leben ist; man muss ein paar Fastentage durchstehen, um sich daran zu gewöhnen, aber inzwischen empfinde ich diese Tage als sehr befreiend.

Wenn Sie glauben, Sie MÜSSEN jetzt unbedingt etwas essen, dann denken Sie daran – auch wenn es Ihnen schwerfällt –, wie aufgebläht Sie sich manchmal nach dem Essen fühlten, oder denken Sie an Momente, in denen Sie sich übergessen haben, und daran, wie schlecht es Ihnen danach ging. Machen Sie sich bewusst, dass Ihr Körper die Fastenzeit für Heilungs- und Reinigungsprozesse nutzt. Wenn Sie an all das denken, dann werden Sie keinen Hunger mehr haben, und auf diese Art mit Hungerattacken umzugehen wird mit jedem Mal einfacher.

ZOE, 38

Ich habe bereits davon gesprochen, dass Hunger nicht länger etwas ist, vor dem ich Angst habe. Diese Diät hat schon jetzt dazu geführt, dass ich mein Essen mehr genieße – sowohl an den Fasten- als auch an den Genusstagen. Meine

Geschmacksknospen sind zu neuem Leben erwacht, ich erfreue mich inzwischen an jedem einzelnen Bissen.

Ohne pathetisch klingen zu wollen: Ich bin jetzt auch *dankbar* für das, was ich esse. Ich habe ein anderes Bewusstsein davon bekommen, was es bedeutet, immer wenn ich wirklich will und der Hunger zu groß wird, essen zu können. Ich bin glücklich, dass ich diese Wahl habe, die so viele Menschen auf der Welt nicht haben.

Die psychischen Vorteile sind eine Sache, aber es scheint sogar Vorteile auf der Ebene derjenigen Zellen zu geben, die für die Hirnfunktionen verantwortlich sind.

Arbeitet das Gehirn durch Fasten scharfsinniger und länger?

In der Fernsehsendung über die 5:2-Diät wurde uns eine ziemlich besondere Mäusezüchtung vorgestellt. Diese Mäuse waren dahingehend programmiert worden, Alzheimer zu bekommen. Dann wurden sie in drei Gruppen eingeteilt: Eine bekam so etwas wie Junk Food, eine zweite bekam normales Futter in beliebiger Menge, und die dritte Gruppe wurde einer intermittierenden Kalorienreduzierung ausgesetzt – die Mäuse bekamen einen Tag Nahrung, einen Tag nicht.

Das Ergebnis war, dass bei den Mäusen der letzten Gruppe die Krankheit viel später ausbrach als bei den ersten beiden Kontrollgruppen. Tests zeigten, dass diese Mäuse von einer ganzen Reihe Veränderungen profitierten, darunter von höheren Werten des Wachstumsfaktors BDNF (von englisch

»brain-derived neurotrophic factor«), eines Proteins, das bestehende Neuronen (Nervenzellen) schützen hilft und das Wachstum neuer Nervenzellen fördert. Die Mäuse, die nur jeden zweiten Tag Nahrung bekamen, hatten auch ein besseres Gedächtnis. Darüber hinaus belegen Studien auch eine antidepressive Wirkung von BDNF.

Wie kommt es, dass Fasten gut fürs Gehirn ist?

Die Ergebnisse dieses Versuchs könnten überraschen, denn auch hier würde der gesunde Menschenverstand vielleicht eher vermuten, dass sich bei einer Reduzierung der Energiezufuhr die Prozesse im Gehirn verlangsamen, anstatt ihre vorhandene Energie zu »verschwenden«.

Der Neurowissenschaftler Mark Mattson vom American National Institute on Aging ist der Ansicht, dass es einen biologischen Grund gibt, warum das Fasten das Gehirn besser funktionieren lässt: Wenn unsere frühen Vorfahren keine Nahrung finden oder fangen konnten, verhungerten sie letztlich und starben. Daher ist es durchaus sinnvoll, wenn ihr Gehirn in einer solchen Situation härter arbeitet, um entweder eine neue Nahrungsquelle aufzutun oder sich daran zu erinnern, wo sie das letzte Mal Nahrung gefunden haben.

Also stresst das Fasten die Nervenzellen zwar, aber dieser Stress ist insofern positiv, als er die mentale Fähigkeit verbessert, so wie Sport die Muskeln stresst und sie dadurch leistungsfähiger macht.

Die Untersuchung zeigte nicht nur Auswirkungen auf Alzheimer und andere Demenzerkrankungen, sondern auch auf Schlaganfälle. Professor Mark Mattson plant weitere Testreihen an Menschen, um herauszufinden, ob Fasten ein mit dem Alter zusammenhängendes Nachlassen kognitiver Prozesse hinauszögern könnte. Es gibt Hinweise darauf, dass sich die größten Vorteile des intermittierenden Fastens erst bei Menschen ab einem mittleren Alter zeigen, daher kann es sein, dass die Ergebnisse weniger deutlich sind, wenn man vor diesem Lebensstadium mit dieser Art zu essen beginnt.

Die praktischen Schwierigkeiten bei der Erforschung von Prozessen im Gehirn sind – nicht zuletzt, weil Veränderungen an Patienten oft erst nach deren Tod durch eine Autopsie festgestellt werden können –, dass man kurzfristig keine abschließenden Ergebnisse in einigen dieser Bereiche zu erwarten hat. Aber Mark Mattson selbst soll Berichten zufolge eine kalorienreduzierte Diät aufgegeben und stattdessen mit intermittierendem Fasten begonnen haben – wie übrigens viele Experten in diesem Bereich, die diesen Lebensstil mit derselben Begeisterung übernehmen, mit der sie ihre Forschung betreiben.

Stimmungsaufheller und Energieverstärker – die größte Überraschung von allen

Ich hasse es, wenn die Uhren zurückgestellt werden. Zum Glück leide ich in den Wintermonaten nicht wie viele andere unter einer echten Winterdepression, aber meine Stimmung und mein Energiehaushalt sind eindeutig von der Dunkelheit und der Kälte beeinträchtigt. Ich bin dann ein bisschen wie der missmutige I-Aah aus *Pu der Bär*, und das ist eher noch untertrieben.

Während ich an diesem Buch schreibe, ist der Januar draußen mindestens so kalt und dunkel wie jedes Jahr, und trotzdem habe ich mehr Energie, als ich im Sommer hatte, und eine fast schon irritierend gute Laune. Und wenn ich meine Tagebucheinträge nachlese, wird klar, dass es seit dem Beginn der Diät einen Aufwärtstrend gibt.

Ich nahm an, der Grund wäre, dass ich mich über meinen merkbaren Gewichtsverlust freute, aber meine gute Stimmung scheint noch andere Gründe zu haben. In dem Buch von Dr. Michael Mosley, *The Fast Diet* (auf Deutsch erschienen im Goldmann Verlag), gibt Dr. Mosley Ratschläge zu seinem ausgezeichneten Programm und geht auch auf die Forschung ein, die dessen Grundlage bildet. Dabei erwähnt er Mark Mattsons Hypothese, dass eine verbesserte Stimmung von dem durchs Fasten erhöhten Wert des BDNF-Proteins verursacht sein könnte.

Diese Theorie fasziniert mich, und ich habe immer mehr Belege für ihre Richtigkeit gefunden, darunter Studien, die zeigen, dass Stress die BDNF-Werte im Gehirn von Ratten verringern kann. Das wiederum hat nachteilige Wirkungen auf Teile des Gehirns, die an der Entstehung von Depressionen bei Tieren und Menschen beteiligt sind. Antidepressiva und sogar Elektroschocktherapien können diesen Rückgang der BDNF-Werte umkehren. Wenn Fasten dies also ebenso bewirkt, könnte das eine gute Nachricht für alle sein, die unter Depressionen leiden. Und die gleichen Mechanismen könnten der Grund sein, warum Fasten auch bei Nichtdepressiven die Stimmung hebt. Interessanterweise können auch Bewegung und Sport die mit dem Alter in Zusammenhang stehende Verringerung der BDNF-Werte umkehren – und viele von uns Fastenden haben erlebt, wie die Energie und auch die Bereitschaft, Sport zu treiben, zunehmen.

Je mehr ich zu diesen Themenbereichen lese, desto deutlicher werden die Zusammenhänge zwischen so vielen unterschiedlichen Krankheiten – und desto begeisterter bin ich von der Arbeit, die Wissenschaftler wie Mattson, Varady und Longo leisten.

Zusammenfassend kann man sagen:
Die 5:2-Diät und andere intermittierende Fastenarten oder Restriktionsdiäten können:
- dazu führen, dass Sie Geld sparen,
- Ihnen mit minimalem Aufwand helfen abzunehmen,
- es Ihnen einfacher machen, ein gesundes Gewicht beizubehalten.

Und vielleicht können sie auch:
- Ihr Risiko mindern, lebensbedrohliche Krankheiten zu bekommen,
- Ihre Haltung gegenüber Essen und Hunger verändern,
- dazu beitragen, dass Sie länger geistig fit bleiben,
- Ihre Stimmung verbessern und Ihre Energie steigern, oft sogar dramatisch.

Im nächsten Teil des Buches erläutere ich, wie Sie die Diät Ihren persönlichen Bedürfnissen anpassen, damit sie die beste Wirkung entfalten kann. Aber zuerst lesen Sie: Wird mein Streben nach Wintersonne meine Diäterfolge zunichtemachen?

Kates 5:2-Tagebuch Teil vier:

Oktober und November 2012

Hindernisse in der Sonne
Stimmung: missionarisch, positiv, flexibel

Oktober

Alle, mit denen ich spreche, scheinen jemanden zu kennen, der gerade die 5:2-Diät macht – und offenbar ist sie für Männer und Frauen gleichermaßen attraktiv. Ich habe herumgefragt, wie das kommt, weil so viele Männer aus meinem Bekanntenkreis eher dagegen sind, eine Diät zu machen. Ist es der Alles-oder-nichts-Stil der Fastentage? Die Einfachheit des Ganzen? Oder liegt es vielleicht daran, dass diese Diät *wirklich* funktioniert?

Ich habe auch eine Facebook-Gruppe unter dem Namen der Diät ins Leben gerufen, auf der wir unsere Erfahrungen austauschen können. Aber die Facebook-Gruppe ist nur der Anfang – ich fühle mich geradezu missionarisch, was diesen neuen Diätansatz angeht. Deswegen habe ich beschlossen, alles, was ich darüber weiß, als E-Book aufzuschreiben – als das Buch, von dem ich gewünscht hätte, dass es existiert, als ich zum ersten Mal von der Diät hörte.

Okay, ich bin keine Wissenschaftlerin, aber ich habe 15 Jahre beim BBC als Journalistin für Nachrichten, Dokumentationen und

Ernährungsprogramme gearbeitet, daher bin ich daran gewöhnt, Fakten und Fiktion auseinanderzuhalten. Außerdem habe ich aus meiner eigenen Erfahrung und aus vielen Gesprächen mit anderen, die ebenfalls die 5:2-Diät machen, jede Menge über die Wirkweise dieser speziellen Methode gelernt.

Hindernisse

Natürlich bleibt genau in dem Moment, in dem ich begeistert beschließe ein Buch zu schreiben, der Zeiger der Waage hartnäckig auf derselben Zahl stehen. Zum ersten Mal in einer Woche habe ich nicht abgenommen, was mich etwas entmutigt. Und am Horizont taucht schon ein zweites Hindernis auf. In diesem Monat mache ich eine Woche Ferien auf Teneriffa (in der Wintersonne!), und ich weiß, dass ich dort ganz bestimmt nicht fasten werde. Also entschließe ich mich zu einem Präventivschlag. Ich werde in der Woche vor Teneriffa zum alternierenden Fasten oder auch 10in2 (einen Tag essen, einen Tag nicht essen) übergehen, allerdings in meinem Fall auf die Art, dass ich jeden zweiten Tag nur die geringe Kalorienmenge meiner Fastentage zu mir nehme.

Wieder bin ich erstaunt, wie leicht mir das fällt. Es ist eine einfache Routine, die ich schnell übernehme. Einen Tag esse ich, was ich möchte, den nächsten Tag bin ich besonders vorsichtig. Ich wiege kaum noch irgendetwas ab, aber ich bin dankbar für die frischen Suppen im Supermarkt. Ich weiß, dass es billiger wäre, sie selbst zu machen, aber dann wäre ich in Versuchung, noch kleine Extras hinzuzufügen, während diese Fertigsuppen im Becher nicht mehr Vorbereitung erfordern, als einen Knopf auf der Mikrowelle zu drücken.

Sparen als Zugabe

Obwohl ich hochwertige Fertigsuppen kaufe, spare ich durch diese Diät bares Geld. Ich muss sogar darauf achten, nicht zu viele Lebensmittel einzukaufen, weil mein Kühlschrank voll ist mit all den Sachen, die ich kaufe und dann gar nicht esse.

An meinen Fastentagen brauche ich immer weniger Snacks, und auch an meinen Genusstagen nasche ich weniger, weil ich mich inzwischen vorher häufig frage, ob ich etwas wirklich möchte. Wenn es so ist, dann gönne ich es mir auch. Aber dass ich mir diese Frage überhaupt stelle, scheint meinen Appetit schon zu mindern.

An den Fastentagen esse ich sowieso nur sehr wenig, und so verkürzt sich meine Einkaufsliste – anders als bei meinen Low-Carb-Diäten, als ich viele teure Eiweißlebensmittel kaufen musste, oder bei normalen Diäten mit Kalorienzählen, bei denen ich eine Menge Geld für spezielle Lebensmittel mit wenig Kalorien ausgab, die immer mehr als die normalen kosteten.

Manchmal gibt es auch lustige »Diät«-Momente, wie an dem Tag, als ich ein Pommes-frites-Stäbchen vom Teller meines Freundes stibitzte und aß, dann aber spaßeshalber ein Stäbchen ähnlicher Größe wog und bei MyFitnessPal zum Kalorienberechnen eingab. Ein Pommes-Stäbchen = 8 Kalorien = zu viel!

Eine Woche ohne Fasten

Ich bin zurück aus dem Urlaub, und ich habe dort nicht eine einzige Kalorie gezählt. Frühstücksbuffet, Abendbuffet und jede Menge köstlicher spanischer Wein.

Buffets bedeuten bekanntermaßen schlechte Nachrichten für Diäthaltende. Studien zeigen, dass die große Auswahl unsere Disziplin zum Erliegen bringt und wir rauschhaft etwas von diesem und etwas von jenem nehmen, was zusammen dann mehr Kalorien ergibt, als wir bei einer normalen Mahlzeit essen. Aber in diesen Ferien war ich mir stärker bewusst, wann ich aufhören sollte, nicht zuletzt deswegen, weil mein Bikinikörper noch immer nicht so gertenschlank ist, wie ich ihn gerne hätte.

Daher habe ich diesmal etwas getan, womit ich selbst nicht gerechnet hatte – ich bin in den Fittnessraum des Hotels gegangen! Das war gar nicht so leicht, denn draußen war es heiß, und der Fitnessraum hatte keine Klimaanlage und nur die einfachsten Geräte. Außerdem waren alle anderen dort schlank und durchtrainiert, und ich kam mir ein bisschen wie das Pummelchen am Rand vor. Aber vielleicht bin ich auch bald schlank und durchtrainiert?

Gewicht am 31. Oktober: 68 Kilo
abgenommen insgesamt: 5 Kilo

Diättage: 83

BMI 25,9 – das heißt, ich bin nur noch einen Punkt von einem gesunden BMI entfernt!

Okay, diesen Monat habe ich nur zwei Pfund abgenommen, aber ich hatte einen wunderbaren Urlaub, und ich glaube, ich bekomme vom Training im Fitnessstudio Muskeln.

Bis jetzt habe ich noch nicht gewagt, mir überhaupt ein Ziel zu setzen, aber nun stelle ich mir vor, dass ich mit 63,5 Kilogramm sehr zufrieden wäre – oder vielleicht lieber 63 Kilo, das ist eine schönere Zahl.

November

Zurück zum Fasten und Genießen

Mein Urlaub war herrlich, aber ich freue mich auch darauf, wieder meine neu erworbene Routine aufzunehmen. Mir gefällt der Gedanke, dass sie mir guttut und mich gleichzeitig besser aussehen lässt. Also wechsle ich nach meiner Rückkehr von 5:2 zu 4:3 und wiege mich absichtlich erst einmal nicht wieder so bald, um nicht enttäuscht zu sein. Aber meine Jeans sitzen noch immer viel lockerer als vorher.

An den neuen Essensstil habe ich mich inzwischen richtig gewöhnt, und ich fange an, mit Sport zu experimentieren. Kurz bevor ich mit 5:2 loslegte, war ich zwar im Fitnessstudio eingeschrieben, aber jetzt hat die Bewegung einen anderen Stellenwert für mich. Anfangs bin ich an den Fastentagen nicht zum Sport gegangen, doch vor Kurzem habe ich es versucht, und es ging mir damit gut. Ich fühle mich auch an diesen Tagen nicht schwindlig oder schwach. Sport ist für mich jetzt etwas, das dazugehört, um mehr für mich selbst zu sorgen und die positiven Wirkungen der Diät noch zu verstärken. Ich esse auch nicht wie früher nach dem Sport mehr, um die verbrannten Kalorien zu ersetzen. Einmal war ich besonders lange an den Geräten und habe etwa 500 Kalorien verbraucht. Dann habe ich 470 Kalorien gegessen, womit ich bei MyFitnessPal in ein Kalorien-»Minus« geriet – und sehr zufrieden mit mir war.

Die Episode mit den Florentiner Eiern

Auf intermittierende Art zu fasten, vor allem bei 4:3 oder 10in2, kann manchmal etwas ungesellig sein. Wenn man sich nur an zwei von sieben Tagen einschränkt, kann man diese leicht auf Tage legen, an denen man nichts vorhat. Aber bei 4:3 oder 10in2 fastet man unweigerlich auch an einem Freitag oder Samstag oder Sonntag. Und das sind die Tage, an denen wir oft spontan etwas unternehmen.

Genau das passierte an einem Sonntag, an dem ich fastete. Wir gingen in mein Lieblingscafé – ins »Temptation« in Brighton. Dort *müssen* Sie einfach hingehen, wenn Sie in Brighton sind! Ich dachte, kein Problem, ich nehme die Suppe.

Aber dann platzte die Bombe – am Wochenende werden dort keine Suppen serviert!

Ich fand nichts auf der Speisekarte, was so aussah, als hätte es unter 500 Kalorien. Das Frühstück hier ist legendär (und ungeheuer umfangreich!), die Torten sind riesig, und meine Laune sackte in den Keller, als ich einen schwarzen Kaffee bestellte und mich innerlich darauf vorbereitete, gleich alle anderen ihr reichhaltiges Frühstück verputzen zu sehen.

»Das finde ich ziemlich unsozial«, kommentierte mein Freund. »Und vielleicht auch etwas zwanghaft. Schließlich ist es nur ein einziger Tag. Nur eine Mahlzeit.«

Ich bedachte die Gegenargumente – dass Fastentage eben eine Verpflichtung bedeuten. Aber er hatte auch recht.

Also ging ich zur Servieren und bestellte mir Florentiner Eier: zwei pochierte Eier, Spinat, Toast und – dies ist das einzig Ungesunde daran – eine ziemlich große Portion Sauce hollandaise. Ich schwor mir, dass ich die Soße übrig lassen würde, obwohl ich gerade diese Soße besonders mag.

Und dann aß ich doch das ganze Gericht mit großem Genuss auf.

Zu Hause sah ich bei MyFitnessPal nach, wie viele Kalorien Sauce hollandaise hat. Ich habe sie schon selbst zu machen versucht, und dann kam immer sehr viel Butter hinein. Und natürlich, sie war voller Fett und sehr kalorienreich. Aber war es so schlimm, wenn ich an einem meiner Fastentage mal meine Kalorienbeschränkung nicht einhielt? Schließlich handelte es sich nur um einen Tag in meinem ganzen Leben. Was diese Diät dagegen erreicht, ist viel mehr: Ich weiß jetzt und bin mir ständig dessen bewusst, wie ich durch meine Ernährung mit meinem Körper umgehe.

Die Episode mit den Florentiner Eiern ist mir eine Warnung, es nicht allzu ernst zu nehmen – um des schönen Lebens willen.

Und wissen Sie, was? Den ganzen Rest des Tages hatte ich keinen Hunger mehr.

Jeden Tag schreibe ich an meinem Buch

Den November habe ich damit verbracht, am 5:2-Buch zu arbeiten. Die Beschäftigung mit den wissenschaftlichen Grundlagen und die Gespräche mit vielen anderen, die ebenfalls auf diese Art essen, haben meine Begeisterung noch gesteigert.

Das einzig Ärgerliche ist, dass ich diese Methode nicht schon früher entdeckt habe!

Gewicht am 30. November: 66 Kilo
abgenommen insgesamt: 7 Kilo
BMI: 24,9 – im gesunden Bereich, hurra!
Diättage: 113

Natürlich wusste ich schon, dass etwas Erfreuliches passiert war, weil ich meine alte Schlabberhose Größe 40 in eine Größe 38 eingetauscht habe, und sogar die sitzt locker. Aber es ist schön, dies auf der Waage bestätigt zu sehen.

Noch etwas anderes ist mir sehr erfreut aufgefallen – wenn die Uhren im Herbst zurückgestellt werden, hat das normalerweise eine negative Wirkung auf meine Energie und meine Stimmung. Das ist okay, ich kann es akzeptieren, weil ich es schon erwarte, aber wenn Weihnachten näher rückt, bin ich nie in festlicher Stimmung.

Dieses Jahr sinkt weder meine Stimmung noch mein Energiepegel. Wenn überhaupt, habe ich eher mehr Energie als früher.

Weihnachten? Ich kann's kaum erwarten …

Teil zwei:

5:2 AUF IHRE ART

Durch Planen und Anpassen an
Ihre Person zum Erfolg

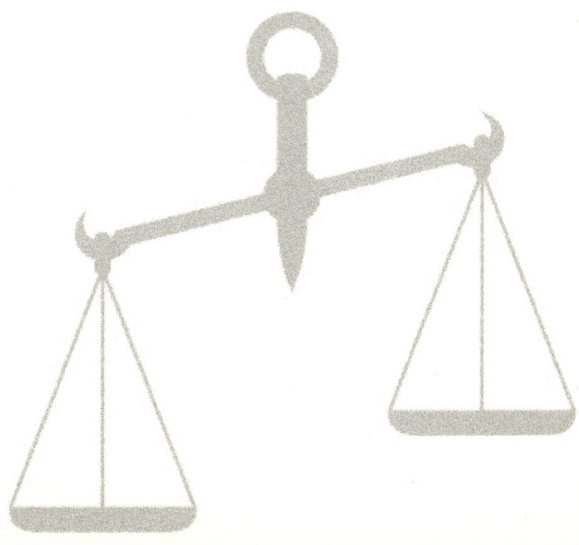

Die Freiheit, das Fasten so zu gestalten, dass es zu Ihnen passt

Sie kennen jetzt die Theorie und die wissenschaftlichen Grundlagen für diese Diät – nun ist es Zeit, sich zu überlegen, was Sie mit dieser Art zu essen erreichen möchten, und Pläne zu schmieden.

Anders als alle Diäten, die ich in vielen Jahren ausprobiert habe, ist die 5:2-Diät völlig flexibel. Sie können sogar entscheiden, gar nicht nach dem Prinzip 5:2 zu fasten, sondern 4:3 zu versuchen oder 6:1 oder eine andere Kombination, die zu Ihrem Leben passt. Das ist einer der Gründe, warum intermittierendes Fasten so leicht durchzuführen ist.

Dieser Teil des Buches umfasst drei Schritte:

1. **Planung:** Was möchten Sie mit dem Fasten erreichen, und wie kann Ihnen das gelingen?
2. **Fasten:** Das erste Mal – jede Menge Tipps und Ideen, um es Ihnen so leicht wie möglich zu machen.
3. **Überprüfen:** Was funktioniert bei Ihnen am besten? Mit Tipps für Bewegung, Wiegezeiten und Genusstage!

Schritt eins: Wie viel möchten Sie abnehmen, und wie viel können Sie essen?

Machen Sie sich auf ein paar Zahlen gefasst. Ich werde sie auf ein Minimum begrenzen, aber die Berechnungen helfen Ihnen, Ihren Fortschritt zu überprüfen.

Auch wenn Sie 5:2 aus gesundheitlichen Gründen beginnen wollen und nicht, um abzunehmen, lohnt es sich, jetzt ein paar Messungen vorzunehmen. So können Sie besser feststellen, was sich verändert.

Natürlich geht es um sehr viel mehr als Zahlen – es geht darum, wie Sie sich fühlen, wie Sie aussehen und wie gut Ihr Körper funktioniert. Aber wenn Sie die Diät exakt auf Ihre Bedürfnisse abstimmen wollen, lassen Sie diesen Teil nicht aus. Die Berechnungen gehen sehr schnell, und gleich danach können Sie loslegen.

Zielsetzung: Wo wollen Sie hin?

Wiegen Sie sich

Ja, ich weiß. Falls Ihnen Ihr Gewicht zu schaffen macht, ist das keine angenehme Tätigkeit. Aber wenn Sie dann abnehmen, werden Sie sich freuen, an diesem Punkt ehrlich gewesen zu sein – denn so ist Ihr Fortschritt noch beeindruckender.

Berechnen Sie Ihren BMI oder das Verhältnis Größe/ Taillenumfang

Wie schon in Kapitel zwei erwähnt, stellt der BMI nicht immer die beste Bestimmung Ihres Gewichtszustands dar, vor allem wenn Sie sehr sportlich sind; aber er ist eine ungefähre Richtgröße. Man berechnet ihn mit der einfachen Formel:

Körpergewicht (in Kilogramm) geteilt durch Körpergröße (in Metern) zum Quadrat.

Oder – noch einfacher – Sie benutzen die Rechentabellen auf MyFitnessPal.com oder auf anderen Diät-Internetseiten (geben Sie einfach BMI-Rechner in Ihre Suchmaschine ein).

Auch die andere Berechnungsgrundlage für (Über-)Gewicht habe ich schon in Kapitel zwei beschrieben. Dabei geht es um das Verhältnis von Körpergröße und Taillenumfang. Dieser Indikator wird von Ärzten immer häufiger als sehr nützlich angesehen, um das Risiko für Herz-Kreislauf-Erkrankungen vorherzusagen (eine nähere Erläuterung finden Sie in Kapitel zwei).

Zur Berechnung des Verhältnisses von Körpergröße und Taillenumfang messen Sie Ihren Taillenumfang. Er sollte weniger als die Hälfte Ihrer Körpergröße betragen. Ihren Fortschritt können Sie überprüfen, indem Sie den Taillenumfang durch Ihre Körpergröße teilen – wenn Ihr Taillenumfang geringer wird, wird auch das Ergebnis kleiner.

Als Beispiel zeige ich Ihnen, wie sich dieses Verhältnis bei mir verändert hat.

August 2012: Taillenumfang in Zentimetern (81 cm) :
Körpergröße in Zentimetern (163) = 0,50
Januar 2013: Taillenumfang in Zentimetern (75 cm) :
Körpergröße in Zentimetern (163) = 0,47

Wenn Sie dieses Verhältnis als einzigen Maßstab für Ihren Fortschritt nehmen, zeigt sich die Veränderung hier allerdings langsamer als das Schwinden der Pfunde auf der Waage. Daher ist diese Methode vielleicht nicht ganz so motivierend. Außerdem hatte ich zum Beispiel schon immer eine sogenannte Birnenfigur, daher war laut dieser Methode mein Anfangsgewicht (gerade noch) akzeptabel, und es bestand ein nur geringes Risiko für Herz-Kreislauf-Erkrankungen. Tatsächlich weiß ich aber, dass mein Gewicht sehr wohl ein erhöhtes Risiko für Diabetes bedeutete, wenn man berücksichtigt, wie häufig Diabetes in meiner Familie auftritt.

Daher würde ich Ihnen empfehlen, den BMI, Ihr Gewicht und das Verhältnis von Taillenumfang und Körpergröße aufzuschreiben und dann zunächst ein einziges Ziel auszuwählen, auf das Sie sich konzentrieren. Das könnte ein bestimmter BMI sein, ein Ziel in Pfund oder Kilogramm oder ein Verhältnis von Taillenumfang zu Körpergröße.

Mein Ziel in Körpergewicht ist zum Beispiel 63 Kilo, was einem BMI von 23,83 entspricht.

Wenn es Ihnen nicht darum geht abzunehmen, ist Ihr Ziel vielleicht weniger klar, aber es lohnt sich trotzdem, die Gewichtsveränderung zu dokumentieren, vor allem, wenn Sie schon schlank sind. Untergewichtig sollten Sie auch nicht werden, das kann ebenfalls negative gesundheitliche

Auswirkungen haben. Wenn Sie dann Ihr Gewicht regelmäßig überprüfen, könnten Sie im Bedarfsfall die Häufigkeit Ihrer Fastentage ändern, also zum Beispiel von 5:2 zu 6:1 mit nur einem Fastentag pro Woche wechseln.

Diätberechnungen: Wie Sie Ihr Ziel erreichen

Wie viele Tage in der Woche können Sie fasten oder Ihre Kalorienaufnahme begrenzen?

Die 5:2-Diät mit fünf »normalen« und zwei Fastentagen funktioniert bei den meisten gut – man nimmt ab, kann die Diät aber leicht in sein Leben integrieren, weil man ohne Probleme zwei Tage findet, an denen man sehr wenig essen kann, ohne dass es den normalen Tagesablauf stört. Außerdem hat man nicht das Gefühl, die meiste Zeit auf Diät zu sein.

Andere Möglichkeiten intermittierenden Fastens sind zum Beispiel 4:3 (mit drei Fastentagen) oder 10in2 (einen Tag essen, einen Tag nicht). Hier ist eine kleine Auswahl, wie unsere Diäthaltenden sich entschieden haben, damit ihre Diät zu ihrem Lebensstil passt.

Jeden zweiten Tag – 500 Kalorien.

SALLY, 49

Ich mache die 5:2-Diät, aber an den Fastentagen nehme ich ungefähr 700 bis 800 Kalorien zu mir (ich bin groß und treibe viel Sport).

JAMES, 43

Ich faste zwei Tage mit etwa 600 Kalorien pro Tag, weil ich nicht abzunehmen brauche.

NINA, 52

Zwei Tage. Je 300 Kalorien.

SARAH, 37

Natürlich nimmt man schneller ab, wenn man öfter fastet. Für diejenigen, denen es hauptsächlich um die gesundheitlichen Vorteile geht, ohne dass sie abnehmen wollen, scheint 6:1 die bevorzugte Variante zu sein.

Wie viel sollte man bei dieser Diät essen?

Die zwei Tage in der 5:2-Diät gelten als Fastentage, wenn Sie Ihren Kalorienverzehr auf ungefähr 25 Prozent Ihres täglichen Kalorienbedarfs begrenzen.

Wie Sie Ihren täglichen Kalorienbedarf – auch Grundumsatz oder basale Stoffwechselrate genannt – berechnen, ist im Folgenden beschrieben. Allerdings habe ich seit der ersten Auflage dieses Buches festgestellt, dass die meisten sich am liebsten an die Durchschnittswerte halten. Das ist einfacher und wirkt fast immer sehr effektiv.

Eine durchschnittlich aktive Frau braucht ungefähr 2.000 Kalorien am Tag. (Der hier wie in vielen Diätbüchern benutzte Begriff Kalorien bezeichnet das Gleiche wie das auf Lebensmitteletiketten meist bevorzugt verwendete kcal oder Kilokalorien.) Ihr Kalorienlimit für einen Fastentag läge also bei 500 Kalorien.

Normal aktive Männer haben im Durchschnitt einen Grundumsatz von 2.400 Kalorien, daher können sie an Fastentagen 100 Kalorien mehr, insgesamt also 600 Kalorien zu sich nehmen.

Wollen Sie trotzdem Ihr eigenes Ziel genauer bestimmen? Es ist einfach und ergibt vielleicht zunächst eine höhere Kalorienmenge für die Fastentage, vor allem wenn Ihr BMI sehr hoch ist und Sie viel Gewicht zu verlieren haben.

Stufe A: Grundumsatz

Berechnen Sie zunächst Ihren Grundumsatz oder Ihren täglichen Kalorienbedarf – wie viele Kalorien jemand mit Ihrer Körpergröße, Ihrem Gewicht und Ihrem Alter zum Überleben (Aufrechterhaltung sämtlicher Körperfunktionen ohne körperliche Aktivität) braucht, ohne dabei Gewicht zu verlieren. Für diese Berechnung gibt es zwei Formeln: die Harris-Benedict-Formel und die **Mifflin-St.-Jeor-Formel**. Letztere berücksichtigt auch das Alter, deswegen verwende ich diese:

Männer: Grundumsatz =
10 x Gewicht in kg + 6,25 x Größe in cm – 5 x Alter + 5

Frauen: Grundumsatz =
10 x Gewicht in kg + 6,25 x Größe in cm – 5 x Alter – 161

Die Benutzung eines Onlinerechners zum Herausfinden des Grundumsatzes ist sehr viel leichter. Zum Beispiel hat ein 50 Jahre alter Mann, der ein 1,80 Meter groß ist und 89 Kilogramm wiegt, einen geschätzten Grundumsatz von **1.755 Kalorien pro Tag**.

Stufe B: Berücksichtigen Sie nun Ihre körperliche Aktivität

Der errechnete Grundumsatz hört sich ziemlich niedrig an. Wir müssen nun noch die körperliche Aktivität einberechnen, um eine genauere Schätzung des täglichen Kalorienbedarfs zu erreichen.

Keine Bewegung:
BMR x 1,2 = Gesamtkalorienverbrauch

Leichte Bewegung:
BMR x 1,375 = Gesamtkalorienverbrauch

Mäßige Bewegung (3–5 Tage pro Woche):
BMR x 1,55 = Gesamtkalorienverbrauch

Sehr aktiv (6–7 Tage pro Woche):
BMR x 1,725 = Gesamtkalorienverbrauch

Extrem aktiv (sehr aktiv und körperlich anstrengende Arbeit):
  BMR x 1,9 = Gesamtkalorienverbrauch

Auch hierfür können Sie Onlinerechner benutzen, aber diese Berechnung ist einfach. Unser männlicher Diäthaltender bewegt sich wenig, also multiplizieren wir seinen BMR mit 1,375 und kommen auf einen **Gesamtumsatz von 2.413 Kalorien.**

Stufe C: Weniger, weniger!

Um sein Gewicht aufrechtzuerhalten, könnte unser männlicher Diäthaltender also täglich 2.413 Kalorien zu sich nehmen. Aber er fastet, um abzunehmen und gesünder zu werden, also kann er an seinen Fastentagen nur ein Viertel seines Gesamtumsatzes konsumieren.

2.413 : 4 = **603 Kalorien**

Lohnt sich das Rechnen?

Nach all dem Rechnen sind wir also ziemlich nahe an dem Durchschnitt für Männer von 600 Kalorien gelandet. Entscheiden Sie selbst, ob Sie diese Berechnungen für sich anstellen wollen – vielleicht bekommen Sie ein paar Extrakalorien, falls Sie besonders übergewichtig sind. In meinem Fall war es so, dass ich bei meiner persönlichen Berechnung 30 Kalorien »verlor« – ich endete bei 469 Kalorien. Aber wahrscheinlich wäre mein Gewichtsverlust ungefähr gleich ausgefallen, wenn ich stattdessen die durchschnittlichen 500 Kalorien für die Fastentage zur Grundlage genommen hätte.

Wenn Sie diese Berechnungen anstellen und dann viel abnehmen, sollten Sie bald noch einmal mit dem neuen Gewicht rechnen, denn mit dem Abnehmen wird auch Ihr täglicher Kalorienbedarf geringer. Es sei denn, Sie erhöhen gleichzeitig Ihre körperliche Aktivität, was gut sein kann, wenn Sie feststellen, dass Ihre Energie und Ihr Selbstvertrauen zugenommen haben.

Schluss mit Zahlen, passen Sie nun die Diät Ihren Bedürfnissen an!

An welchen Tagen will ich fasten?

Die Auswahl der richtigen Tage für Ihr Fasten kann Ihre Erfolgsaussichten sehr verbessern.

An Ihren ersten Fastentagen werden Sie wahrscheinlich erst einmal Hunger haben, möglicherweise auch Begleiterscheinungen wie Kopfschmerzen, Kältegefühle oder leichten Schwindel. Bei den meisten legen sich solche Nebenwirkungen, sobald der Körper sich an das Fasten gewöhnt hat. Doch die ersten Fastentage sollte man am besten auf solche Tage legen, an denen man kaum Verpflichtungen hat und es sich leisten kann, etwas langsamer zu treten.

Andererseits sollte Ihr Terminkalender auch nicht völlig leer sein – die meisten aus unserer Gruppe haben festgestellt, dass Beschäftigung die beste Ablenkung von Hunger ist.

Wählen Sie Tage, an denen keine geselligen Veranstaltungen mit gleichzeitigem Essen stattfinden, und solche, an denen Sie nicht mit Leuten zusammentreffen, die Ihrem Vorhaben gegenüber skeptisch eingestellt sind oder Sie sogar überzeugen wollen, es aufzugeben. Wenn Sie für das Essen in der Familie zuständig sind, dann versuchen Sie an Ihren Fastentagen etwas Gesundes zu kochen, von dem Sie eine kleine Portion essen können, ohne viel Wirbel um Ihren Sonderstatus zu machen. Ich lege meine Fastentage gern auf Tage, an denen mein Partner erst spät von der Arbeit nach Hause kommt oder sich mit Freunden trifft; so gerate ich gar nicht erst in Versuchung, das zu essen, was er auch isst.

Es kann hilfreich sein, wenn man regelmäßig an den gleichen Wochentagen fastet, zum Beispiel immer am Montag und am Mittwoch. Auf diese Art kann man für die Fastentage ungeeignete Termine immer auf die restlichen Wochentage legen. Ich habe anfangs an den Fastentagen keinen Sport gemacht, also habe ich meine Sporttermine auf die anderen Tage gelegt. Aber Sie machen Ihre eigene Diät – Sie können frei experimentieren.

Was mir auf jeden Fall hilft, ist ein Eintrag der Fastentage in meinen elektronischen Terminkalender und meine To-do-Liste. Dadurch bekomme ich das Gefühl, mich den Fasten-»Terminen« ernsthaft verpflichtet zu haben!

Wenn es für Sie schwierig ist, einen ganzen Tag zu fasten, können Sie auch in begrenzten Zeiträumen eines Tages fasten, aber so, dass sich noch immer 24 zusammenhängende Stunden ergeben. Zum Beispiel könnten Sie am Montag ein normales Mittagessen zu sich nehmen und sich dann in der Zeit bis zum späten Mittagessen oder frühen Abendessen am Dienstag auf 500 oder 600 Kalorien beschränken.

Wann soll ich an den Fastentagen essen?

Sie können Ihre Kalorienmenge in einer, in zwei oder sogar in drei Mahlzeiten zu sich nehmen. Es gibt allerdings Hinweise darauf, dass die gesundheitlichen Vorteile höher sind, wenn Sie sich auf zwei Mahlzeiten oder eine Mahlzeit beschränken und zwischendurch so wenig wie möglich essen.

In der Studie von Krista Varady bekamen die Probanden an ihren Fastentagen nur eine Mahlzeit zum Mittagessen. Für mich ergibt das Sinn, weil man vermuten könnte, dass der Körper dann weniger zu tun hat – kein Essen verdauen, kein Insulin produzieren usw. Dr. Michael Mosley entschied sich dagegen dafür, zwei Mahlzeiten zu essen, und das hat bei ihm auch funktioniert, sowohl was den Gewichtsverlust als auch die Reduktion von IGF-1 anging.

Ganz zu Anfang konnte ich mir überhaupt nicht vorstellen, einen ganzen Tag lang mehr oder weniger nichts zu essen. Aber nach fünf Monaten esse ich an einem Fastentag nur am frühen Abend, um die Gesundheitsvorteile zu maximieren, und ich finde es überhaupt nicht mehr schwierig.

Ist es jedoch kalt, und ich möchte mittags gern eine

heiße Suppe essen, um mich aufzuwärmen, dann tue ich das, ohne mir deswegen Sorgen zu machen. Ebenso sollten Sie sich keine Sorgen machen, wenn Sie lieber drei (kleine) Mahlzeiten am Tag zu sich nehmen. Sie tun noch immer etwas Großartiges für Ihren Körper.

Das ist das Wunderbare an dieser Diät, wenn man sie mit all den anderen vergleicht, die ich versucht (und abgebrochen) habe: Sie entscheiden selbst, wie Sie die Diät Ihrem Leben anpassen, anstatt dass die Diät Ihnen vorschreibt, wie Sie zu leben haben. Hier sind einige Beispiele, wie andere ihre Kalorien für den Fastentag aufgeteilt haben.

Kein Frühstück. Mittags Haferbrei, abends Gemüsesuppe. Ein paar Tassen Getreidekaffee über den Tag verteilt und vielleicht noch eine Reiswaffel.

STEPHEN, 47

Eine Abendmahlzeit mit meiner Familie. Kleine Portionen außer bei Salat und Gemüse. Eine ganze Tüte Salat hat etwa 40 Kalorien (ein einziges Ei hat etwa 80 Kalorien und erst mal Käse oder – Gott bewahre – Mayonnaise...!).

MYFANWY, 49

Ich kann nicht nur eine Mahlzeit am Tag essen, weil ich das Gefühl brauche, drei Mahlzeiten am Tag zu haben.

NINA, 52

Abstand halten!

Es gibt noch eine weitere Art, wie Sie versuchen können, größere Gesundheitsvorteile zu erzielen. Dabei geht es um den Abstand zwischen der letzten Mahlzeit an einem Genusstag und der ersten an einem Fastentag und vielleicht auch noch der nächsten am wieder folgenden Genusstag. Ich versuche, diesen Abstand möglichst groß zu halten, da es mir für die Gesundheitsvorteile sinnvoll erscheint, die Fastenzeit zu verlängern. Zum Beispiel:

Montag – Genusstag:
Abendessen um 18.00 Uhr

Dienstag – Fastentag:
Hauptmahlzeit um 18.00 Uhr
(kein Frühstück, kein Mittagessen)

Mittwoch – Genusstag:
Kein Frühstück, spätes Mittagessen
zum Beispiel um 14.00 Uhr

Manche 5:2-Diäthaltende machen an ihrem Fastentag ein komplettes Fasten, bei dem sie nur Wasser oder Kräutertee trinken. Wenn man dann den »Abstandplan« von oben zur Grundlage nimmt, kann man das völlige Fasten auf 44 Stunden ausdehnen, obwohl man nur an einem Tag gar nichts isst.

Montag – Genusstag:
Abendessen um 18.00 Uhr

Dienstag – Fastentag:
Völliges Fasten

Mittwoch – Genusstag:
Kein Frühstück, spätes Mittagessen
um Beispiel um 14.00 Uhr

Bedenken Sie aber, dass das Durchhalten von völligem Verzicht auf feste Nahrung schwieriger sein kann, als eine Zeitlang nur sehr wenig zu essen. Es gibt jedoch viele Möglichkeiten, über einen relativ langen Zeitraum überhaupt nichts zu essen. Zum Beispiel können Sie Ihre Mahlzeiten in ein kleines »Ess-Zeitfenster« zusammenlegen, um 20 Stunden gar nichts und etwa nur zwischen 13.00 Uhr am einen und 17.00 Uhr am nächsten Tag zu essen. Auch dies kann die Gesundheitsvorteile noch verstärken.

Ich versuche, an den Fastentagen das Essen bis zum Abend aufzuschieben, aber ich bin nicht sicher, ob das viel hilft. Vielleicht tut es das wegen der Stoffwechselveränderungen, die für Fettmobilisation und Gehirnwachstum gebraucht werden, und je länger wir ohne Essen durchhalten, desto besser ist es. Aber es könnte auch die Reparatur der Dinge in der Nacht untergraben. Die Forschung legt nahe, mittags zu essen, aber ich habe Angst, dass ich insgesamt mehr will, wenn ich schon mittags anfange zu essen.

LINDA, 52

Ich habe keine Studie gefunden, die verschiedene Kombinationen von Fastenzeiten vergleicht. Wenn Sie sich unschlüssig sind, experimentieren Sie, um herauszufinden, was für *Sie* die beste Methode ist.

Müssen die Fastentage zusammenhängen?

Die meisten entscheiden sich gegen zusammenhängende Fastentage, da zum einen sonst der Hunger stärker werden kann, zum anderen zwei Fastentage nacheinander eher als Anstrengung anstatt als »Minipause« vom Essen empfunden werden. Das macht das Durchhalten schwieriger, als wenn man zwischen den Fastentagen Genusstage einschaltet. Außerdem sind manche Ärzte der Meinung, dass vor einer länger als 24 Stunden dauernden Fastenperiode eine gründliche Überprüfung des Gesundheitszustandes erfolgen und eventuell sogar eine ärztliche Überwachung stattfinden sollte.

Was kann ich an meinen Fastentagen essen?

Sie essen genau das, was Sie essen möchten – solange es nicht Ihre Kalorienmenge überschreitet.

Mit 500 oder 600 Kalorien kann man keine großartigen Menüs zusammenstellen, aber glauben Sie mir, Sie können trotzdem noch schmackhafte Dinge genießen.

Zum Frühstück Banane, mittags einen Apfel und Joghurt, und abends Huhn und Salat.

KARL, 49

Viele Tassen Tee mit wenig Milch, nichts bis zum Abend, dann ein normales Abendessen mit der Familie mit wenigen oder gar keinen Kohlenhydraten.

JULIA, 50

Nur Wasser!

ROB, 42

Ich esse nur selbst zubereitete Sachen, daher ist es etwas schwierig, die Kalorien genau zu bestimmten. Ich vermeide Kohlenhydrate und Alkohol und esse eine kleine Portion Huhn oder Fisch mit viel Gemüse – zu der anderen Mahlzeit einen Teller selbst gemachte Suppe und Obst. Ich versuche, nur zwischen 12 und 18 Uhr zu essen.

LINDA, 52

Ich halte mich an Obst und Gemüse, Bohnen auf Toast, Suppen und Fertiggerichte von WeightWatchers.

JANE, 49

Im dritten Teil des Buches finden Sie viele andere Beispielmahlzeiten und Essensideen. Ich empfehle Ihnen, die Fastentage im Voraus zu planen – bestimmt wollen Sie nicht an Ihrem ersten Fastentag in den Supermarkt gehen, oder?

Ihre Auswahl hängt auch davon ab, wie viele Mahlzeiten am Tag Sie essen möchten. Falls Sie mit einer Mahlzeit auskommen, können Sie leicht Fertiggerichte mit nur 400 bis 500 Kalorien finden, bei zwei oder drei Mahlzeiten am Tag wird es etwas schwieriger. In dem Fall könnten Sie auf Suppen zurückgreifen – diese haben wenig Kalorien und halten meist schön satt.

Ich achte auch darauf, an Fastentagen eine Multivitamintablette zu nehmen. Zwar glaube ich nicht, dass es schadet, wenn man an einem oder zwei Tagen sehr wenig isst, aber ich empfinde es als eine gute Versicherung.

Soll ich mein Essen und die verzehrten Kalorien an meinen Fastentagen aufschreiben?

Studien kamen zu dem Ergebnis, dass Diäthaltende, die genau aufschreiben, was sie essen, erfolgreicher sind. Eine solche Aufzeichnung kann Ihnen zudem helfen, Ihre Essgewohnheiten eventuell zu verändern, falls es für Sie einen Grund dazu gibt. Sie können Ihre Fastentage elektronisch oder in einem Notizbuch dokumentieren.

Das Großartige an 5:2 ist, dass wir nur aufzuschreiben brauchen, was wir an unseren Fastentagen essen – das bedeutet so viel weniger Aufwand als bei anderen Diäten! Wenn Sie Fertiggerichte essen, ist es im Allgemeinen einfach, Ihren Kalorienkonsum herauszufinden, weil er meist schon auf der Verpackung steht. Es gibt auch Apps, die Ihnen für viele Produkte über den Kaloriengehalt Auskunft geben, wenn Sie deren Barcode scannen. Im Internet sind Seiten mit Angeboten verfügbar, ein ganz privates Tagebuch zu führen, und wenn Sie es motivierend finden, können Sie in Foren Ihre eigenen Aufzeichnungen auch mit anderen teilen.

Wenn Sie selbst kochen, sollten Sie die Zutaten sorgfältig abwiegen und dann mithilfe eines Buches oder eines Online-angebots die Kalorien errechnen. Ich mache dies am liebsten auf MyFitnessPal.com (auf Englisch), weil dort gleich alles nach meinem Bedarf berechnet wird und Tausende anderer Nutzer die Seite ständig mit neuen Lebensmitteln oder Fertiggerichten auf den aktuellen Stand bringen. Darüber hinaus können Sie die Seite auch benutzen, um die Kalorien Ihrer eigenen Rezepte zu berechnen. So habe ich die Essensvorschläge in Teil drei zusammengestellt.

Wer wissen möchte, wie viele Kalorien ein bestimmtes Lebensmittel oder Getränk hat, findet Antworten auf www.diaet-clique.de/kalorien/kalorientabelle. Kalorienangaben nach Lebensmittelkategorien gibt es unter www.wikifit.de/kalorientabelle. Hier kann man auch ein Ernährungstagebuch führen. Wer wissen möchte, welche Nährwerte (inklusive Eiweiß, Kohlenhydrate, Fett und Zucker) ein bestimmtes Fertigprodukt hat, findet eine große Auswahl auf http://das-ist-drin.de. Eine Nährwerttabelle mit Suchfunktion bietet http://gesuender-abnehmen.com/abnehmen/naehrwerttabelle.html.

Eine digitale Küchenwaage ist sehr genau, Sie können aber Zutaten auch mit Tassen oder Löffeln abmessen (solange Sie diese nicht überladen!).

Anfangs werden Sie vielleicht überrascht sein, wie viele Kalorien manche Lebensmittel enthalten, aber Sie werden sich schnell an die Portionsgrößen gewöhnen, die an Fastentagen für Sie erlaubt sind. Dann werden sie Ihnen selbstverständlich.

Genug Theorie … Sind Sie bereit für Ihren ersten Fastentag?

Schritt zwei: Ihr erster Fastentag

Zeit loszulegen – und abzunehmen!

Der letzte Abschnitt hat Sie darauf vorbereitet, was und wann Sie essen. In diesem Kapitel geht es vor allem um Strategien und Tipps von denjenigen unter uns, die schon ihre Erfahrungen gesammelt haben.

Motivation

Der erste Fastentag kann ein bisschen wie eine Achterbahn sein, obwohl die meisten von uns ihn einfacher fanden, als sie erwartet hatten. Die größte Motivation war für viele das Mantra:

Es ist nur ein Tag – morgen kann ich essen, was ich möchte!

Sehr wichtig ist auch, dass man beschäftigt ist und dass man sich selbst immer wieder daran erinnert, warum man die 5:2-Diät macht. Noch einmal die Kapitel drei und vier im ersten Teil zu lesen, in denen die möglichen positiven Auswirkungen auf die Gesundheit beschrieben sind, kann sehr hilfreich sein – und sich einem Onlineforum anzuschließen (oder auch nur mitzulesen, was andere berichten), wird

Ihnen das Gefühl geben, sich in großartiger Gemeinschaft zu befinden.

Eine Checkliste praktischer Tipps

Vielleicht erleichtert es Ihnen die Fastentage, wenn Sie Folgendes berücksichtigen:

- Begeben Sie sich möglichst nicht in Situationen, in denen Sie anderen beim Essen zuschauen müssen, und versuchen Sie auch, das Kochen für die Familie zu vermeiden. Falls Sie darum nicht herumkommen, kochen Sie an den Fastentagen Gerichte, die Sie nicht mögen, die aber Ihre Familie mag!
- Die Abende können für die, die gern Snacks knabbern, zu einer gefährlichen Zeit werden. Hobbys, bei denen Ihre Hände beschäftigt sind, wie Stricken, Nähen, sogar ein Puzzle, können Sie davon abhalten, über die Keksdose herzufallen, während Sie fernsehen.
- Trinken Sie immer viel Wasser! Außer dem Essen bis zu Ihrer Kaloriengrenze können (und sollten) Sie immer reichlich Wasser zu sich nehmen – es gibt Hinweise, dass es beim Abnehmen hilft, wenn man gut hydriert ist. Auch heißes Wasser ist vor allem im Winter angenehm zu trinken.
- Ich trinke an meinen Fastentagen gern Mineralwasser mit Kohlensäure – irgendwie bereitet es mir mehr Genuss.
- Zuckerfreier Kaugummi ist auch eine kleine Hilfe.
- Sie können außerdem schwarzen Kaffee und Tee, Kräu-

tertees und Diätgetränke trinken, aber keine künstlich gesüßten, da diese Einfluss auf Ihren Blutzucker- und Insulinspiegel haben, was an einem Fastentag ungünstig wäre. Über die Wirkung von Koffein auf Insulin gibt es unterschiedliche Meinungen – einige Studien ergaben eine erhöhte Insulinsensitivität (was eine gute Nachricht wäre), andere das Auftreten von Insulinspitzen (weniger gut). Als Espressosüchtige bleibe ich erst einmal bei meiner täglichen Dosis, aber wie mit all den hier angesprochenen Optionen ist das eine Sache der persönlichen Wahl, die ebenso auch wieder verändert werden kann.

- Es kann sein, dass Sie sich an den ersten Fastentagen danach fühlen, früh schlafen zu gehen – nutzen Sie es als eine Entschuldigung zum Entspannen!

Und *denken Sie daran*:
Morgen können Sie essen, was Sie möchten!

Freunde und falsche Freunde

Viele stellen sich die Frage: *Wem soll ich von meiner Diät erzählen?*

Ein Vorteil, anderen davon zu erzählen, kann eine Unterstützung von Familienmitgliedern oder Freunden sein, vor allem, wenn diese ebenfalls die Diät machen. Mit anderen über den Verlauf der Diät zu sprechen kann auch dabei helfen durchzuhalten.

Aber die Reaktionen sind nicht immer positiv.

Mir ist es vor anderen peinlich, dass ich eine Fastendiät mache, auch weil ich weiß, dass einige dann rufen: »Aber du bist viel zu dünn, um so etwas zu machen!«. Deswegen erzähle ich es außerhalb der Familie nicht. Wenn ich an Fastentagen mit anderen beim Essen zusammen bin, versuche ich, so wenig wie möglich zu essen, ohne dass es auffällt.

SARAH, 37

Als ich mit der Diät anfing, habe ich einigen Leuten davon erzählt, und es hat mir geholfen, aber manchmal war es auch hinderlich. Geholfen hat es mir, als ich an den ersten Fastentagen etwas unleidlich war und sie es einfach als Folge des Fastens hingenommen habe. Aber später war es hinderlich, denn immer wenn wir im Gespräch unterschiedlicher Meinung waren (kein Streit, nur im Zusammenhang mit der Arbeit oder anderen Themen), meinten die anderen, ich sähe die Dinge nicht vernünftig, weil ich »etwas zu essen bräuchte«. Das war Unsinn, denn an diesen Tagen hatte ich gegessen, weil es gar keine Fastentage waren! Man sollte auch darauf vorbereitet sein, dass andere gegen diese Art Diät sind, weil die meisten sich haben eintrichtern lassen, dass es nicht gut ist, Mahlzeiten auszulassen, dass »das Frühstück die wichtigste Mahlzeit des Tages« ist und »dass der Stoffwechsel sich verlangsamt«, wenn man nicht genügend isst. Deswegen rede ich jetzt nicht mehr über die Diät, ich mache sie einfach.

ZOE, 38

Besonders Männern kann es peinlich sein, dass sie auf Diät sind. Eine kürzlich erschienene Studie ergab, dass einer von

155

drei männlichen Diäthaltenden es nicht zugeben würde, selbst nicht gegenüber engsten Freunden und der Familie.

Vielleicht machen Sie sich aber auch Sorgen, welchen Eindruck eine Fastendiät auf jüngere Mitglieder Ihrer Familie machen könnte, zumal man sich heute viel stärker der Problematik von Essstörungen bewusst ist.

Ich habe drei Töchter, und ich möchte ihnen ein gutes Beispiel sein, damit sie nicht zu wählerisch mit dem Essen werden. Wenn sie dabei sind, gibt es daher etwas Einfaches, zum Beispiel Bohnen auf Toast, was nicht wie eine »Fastenmahlzeit« aussieht.

MARY, 50

Gruppentherapie

Als Alternative zur Unterstützung durch Freunde oder die Familie kann man eine eigene Fastengruppe ins Leben rufen oder sich einer bereits bestehenden Gruppe im Internet anschließen. Die Mitglieder der bereits erwähnten Gruppe von Angestellten, die einer Softwarefirma angehörten, sahen auf jeden Fall Vorteile darin, sich auszutauschen.

Wenn eine Gruppe die Diät gemeinsam macht, hilft das sehr – besonders dann, wenn alle am selben Tag fasten.

ANDREW, 42

Viele Paare entschließen sich, die Diät gemeinsam zu machen. Nicht selten stellt ein Partner nach einiger Zeit fest, wie gut es dem anderen geht, und macht daraufhin mit. Etwas gesunde Konkurrenz kann die Diät interessanter machen.

Mir hilft es sehr, dass mein Partner die Diät mitmacht. Er tut es jetzt hauptsächlich wegen der gesundheitlichen Vorteile, weil er nicht mehr abzunehmen braucht. Nun isst er an den »normalen« Tagen etwas mehr, damit er nicht noch weiter Gewicht verliert! Der Glückliche...

ELAINE, 52

Auch wenn Sie sich nicht mit Kollegen oder Familienmitgliedern zusammentun können oder wollen, macht das Internet es Ihnen leicht, mit anderen Diäthaltenden Kontakt aufzunehmen. Sich einem Forum anzuschließen kann sehr hilfreich sein, weil Sie sich mit Menschen austauschen können, die schon ihre Erfahrungen mit der Diät gemacht haben; und Sie können alle Fragen stellen, ohne dass es peinlich ist. Unsere Facebook-Gruppe wuchs von ein paar Leuten auf 700 Mitglieder an. Wir haben dann ein separates Forum gegründet: www.the5-2dietbook.com. In den Quellen am Ende des Buches sind noch andere Foren aufgelistet.

Mögliche Nebenwirkungen

Jeanny gibt ein typisches Beispiel für einige der auftretenden Nebenwirkungen, unter denen an den ersten Fastentagen viele leiden:

Ich fühle mich manchmal etwas benommen und schwindlig, aber ich bin nicht sicher, ob es an der Diät liegt, da ich sie noch nicht lange mache. Außerdem hatte ich ab und zu Kopfschmerzen.

Unwillkommene Nebenwirkungen

Jeder, der schon einmal seine Essgewohnheiten umgestellt hat, weiß, dass es einige Zeit dauern kann, bis der Körper sich daran gewöhnt hat. 5:2 ist da keine Ausnahme.

Die meisten von uns waren überrascht, wie schnell wir uns an eine Veränderung angepasst haben, die uns ziemlich groß erschien. Trotzdem kann es sein, dass sich anfangs einige Umstellungssymptome zeigen. Die meisten sind eher leichter Natur, aber wenn bei Ihnen Probleme auftreten, die Ihnen extrem vorkommen oder Ihnen Sorgen machen, sollten Sie auf jeden Fall mit Ihrem Arzt darüber sprechen.

Die häufigsten Nebenwirkungen scheinen Kopfschmerzen, Schlafunterbrechungen und ein erhöhtes Kälteempfinden im Winter zu sein.

Kopfschmerzen

Kopfschmerzen sind wohl das häufigste Symptom, wenn jemand eine neue Diät beginnt. Sie können viele Ursachen haben, darunter Dehydration (da wir viel Flüssigkeit über das Essen aufnehmen, können wir mehr Durst bekommen, wenn wir weniger essen), Veränderungen im Blutzuckerspiegel oder Koffeinentzug. Der Blutzuckerspiegel sollte sich mit der Zeit stabilisieren, und um Dehydration zu vermeiden, ist es ratsam, sehr viel zu trinken. Was Koffein angeht, sehe ich nicht die Notwendigkeit, Kaffee oder Tee zu verbannen. Ich würde im Gegenteil davon abraten, das gerade zu einer Zeit zu tun, wo man schon an einer anderen Umstellung arbeitet. Denken Sie aber daran, die Kalorien mitzuzählen, falls Sie Milch oder Zucker im Kaffee nehmen – oder versuchen Sie, sich an schwarzen Kaffee zu gewöhnen.

Bei den meisten verschwinden die Kopfschmerzen nach dem ersten, zweiten oder dritten Fastentag. Wenn Sie noch länger Kopfschmerzen haben, können Sie versuchen, Ihre Mahlzeiten zu verändern, um eventuelle Probleme mit dem Blutzuckerspiegel auszuschließen.

Schlafstörungen

Manche Menschen schlafen nicht gut, wenn sie nicht genug gegessen haben – und der leichte Stress, den das Fasten auslöst, kann dazu führen, dass Sie sich etwas »aufgedreht« fühlen. Als das bei mir anfangs der Fall war, habe ich es als eine willkommene Energiespritze betrachtet, ansonsten könnten die üblichen Ratschläge gegen Schlafprobleme helfen: zum Beispiel vor dem Einschlafen ein entspannendes Bad nehmen (nicht zu heiß!), lesen, anstatt fernzusehen, ein Glas warme Milch trinken. Ein auf neuerer Forschung beruhender Vorschlag ist, eine Stunde vor dem Schlafengehen eine oder zwei Kiwis zu essen – sie sollen die Schlafqualität um bis zu 40 Prozent verbessern.

Kälteempfinden

Ich fing im August mit der Diät an und hatte daher keine Probleme mit verstärktem Frieren. Aber von denjenigen, die im Winter damit begannen, haben einige berichtet, dass ihnen an den Fastentagen kälter war als sonst. Um den Körper aufzuwärmen, können Sie heiße Getränke oder Suppen zu sich nehmen oder Ihren Gerichten scharfe Gewürze hinzufügen, zum Beispiel Chiliflocken zu Suppen und gebackenen Bohnen. Auch Ingwer im Tee verleiht innere Wärme, und keine Sorge: Es *wird* besser.

Außerdem berichteten unsere Gruppenmitglieder von folgenden Nebenerscheinungen:

- **Reizbarkeit:** Hunger kann Sie anfangs etwas grummelig machen, aber wenn man das Hungergefühl ignoriert, verschwindet es eher, als dass es stärker wird. Auch ein Abfall des Blutzuckerspiegels kann anfangs zu schlechter Laune führen, doch mit der Zeit stabilisiert er sich wieder. Probieren Sie, ob es Ihnen hilft, wenn Sie sich zwischendurch einen der im Essensteil vorgeschlagenen Snacks mit wenigen Kalorien genehmigen. Langfristig gesehen ist es besser, Sie kommen ohne Snacks aus, aber am Anfang der Diät sollten Sie besonders nett zu sich selbst sein!

- **Veränderungen bei der Verdauung:** Einige haben von Verstopfung und Sodbrennen berichtet. Nehmen Sie bei Verstopfung an den Fastentagen möglichst viele Ballaststoffe, beispielsweise in Bohnen, oder auch Joghurt zu sich. Einer unserer Diäthaltenden wurde von der Arzthelferin empfohlen, sich in der Apotheke ein leichtes Abführmittel zu holen, aber solche Mittel sind höchstens für gelegentlichen Gebrauch zu empfehlen.

- **Krämpfe:** Bei Low-Carb-Diäten habe ich in den ersten paar Tagen immer Krämpfe bekommen, bei der 5:2-Diät jedoch überhaupt nicht. Doch ich weiß, dass andere anfangs Krämpfe bekamen, und habe gelesen, dass Kalium-, Magnesium- oder Kalziumpräparate helfen sollen.

Das Positive am Fasten

Hier ist eine Liste von Dingen, an die Sie denken sollten, wenn Sie wankelmütig werden:

- Sie tun Ihrem Körper und Ihrer Gesundheit etwas Gutes, wenn Sie fasten.
- Sie können den Hunger überwinden – er kommt in Wellen, betrachten Sie es als Herausforderung, die Zeit zu überstehen, bis Sie sich wieder besser fühlen.
- Es ist ungeheuer wohltuend, den Unterschied zwischen Hunger, Durst und Langeweile wieder zu spüren, etwas, das viele im Laufe der Zeit verlernt haben.
- Sie selbst haben sich entschieden – und werden es umso mehr schätzen, essen zu können, was Sie wollen, wenn der Fastentag vorbei ist.
- All das, worauf Sie heute verzichten, wird Ihnen morgen umso besser schmecken!
- Das Fasten ist eine Pause für Ihren Körper und Ihren Geist, denn Sie konzentrieren sich auf anderes als aufs Essen – was allerdings vielleicht erst nach ein paar Fastentagen funktioniert.

Hier sind noch ein paar Tipps von unseren Diät-»Experten«:

Machen Sie sich einen Plan und messen Sie ab, wie Portionen mit 500 Kalorien aussehen. Dann brauchen Sie sich nicht den GANZEN Tag zwanghaft mit Essen zu beschäftigen. Gut ist auch, sich schon einmal vorzustellen, womit man sich belohnen wird. Ich habe vor, mir ein schönes thailändisches Essen mit all den »schlimmen« Kalorien zu gönnen.

ZOE, 38

Versuchen Sie, das Frühstück so lange wie möglich hinauszuzögern. Wenn man morgens isst, hat man das Bedürfnis, den Tag über mehr zu essen. Ich warte mit meinen Mahlzeiten lieber so lange, wie ich kann. Versuchen Sie als Snack zwischendurch Cherrytomaten und Möhren – kaum Kalorien, aber sättigend. Ich finde es besser, die Fastentage gleich am Anfang der Woche hinter mich zu bringen. Am Montag und am Mittwoch. An Tagen zu fasten, an denen man nicht arbeitet, ist schwieriger, weil man viel mehr in Versuchung gerät.

SUNIL, 34

Versuchen Sie, an den Fastentagen möglichst beschäftigt zu sein und sich nicht in der Nähe von Essen aufzuhalten. Ich faste an Arbeitstagen, an denen ich sowieso kaum zum Essen komme. Gönnen Sie sich an den Genusstagen gutes Essen, damit sich gar nicht erst ein Gefühl von Entbehrung einstellt.

MYFANWY, 49

Trinken Sie an den Fastentagen viel heißes Wasser oder Kräutertees. Der Geschmack gibt einem ein bisschen das Gefühl, etwas gegessen zu haben. Und wenn Sie sonst morgens gern als Erstes Kaffee oder Tee mit Milch trinken (oder auch als Letztes am Abend), dann tun Sie das, auch an den Fastentagen. Sie bekommen dann nicht das Gefühl, für etwas bestraft zu werden. Vielleicht hilft es Ihnen zudem, an etwas zu denken, das Sie sich am nächsten Nicht-Fastentag gönnen wollen, zum Beispiel ein Stück Kuchen, Schokolade, ein Glas Wein oder ein komplettes englisches Frühstück.

SALLY, 49

Und schließlich noch ein warnender Hinweis von Myfanwy, der mir sehr gefällt:

Gehen Sie AUF KEINEN FALL an einem Fastentag Lebensmittel einkaufen! Als ich das einmal gemacht habe, kam ich mit einer Pute nach Hause – ein Sonderangebot. Zwar war es eine ziemlich klein geratene Pute, aber ich mag Pute überhaupt nicht und habe noch nie zuvor eine zubereitet. Meine Familie hat sich amüsiert!

MYFANWY, 49

Auf die Plätze, fertig, los!

Das war alles – sind Sie bereit?

Am Ende des Tages werden Sie Ihren ersten Fastentag geschafft haben. Hoffentlich den ersten von vielen, die Ihnen helfen, Ihr Essverhalten unter Kontrolle zu bekommen und Ihre Gesundheit zu verbessern.

Schritt drei: Bestandsaufnahme und Vorausschau

Der Tag danach

Sie haben's geschafft! Und heute können Sie genau das essen, was Sie wollen – vielleicht etwas von den Sachen, nach denen Sie sich gestern gesehnt haben... Worauf freuen Sie sich am meisten? Wir haben eine Menge über Fastentage geredet – aber wie sieht's mit den Genusstagen aus? Jetzt ist es Zeit, sich zu entspannen und das Essen zu genießen und außerdem all das Schöne, das damit zusammenhängt – mit Freunden und der Familie zusammenzusitzen, sich an Geschmack, Geruch und Aussehen der Speisen zu erfreuen und am Kochen oder Essengehen. Und es geht ja nicht *nur* ums Essen.

> *Ich schlafe nach einem Fastentag viel tiefer und wache erfrischter als sonst auf. Dann scheint die Sonne heller, der Himmel ist blauer und der Gesang der Vögel noch schöner. ;)*
>
> SUNIL, 34

An Genusstagen können Sie »normal« essen – aber was heißt das eigentlich? Seit ich diesen neuen Lebensstil begonnen habe, ist mir unter anderem aufgefallen, dass ich früher meist viel mehr gegessen habe, als mir überhaupt bewusst war. Während mir meine eigenen »Puppenstuben-Portionen« an Fastentagen lachhaft klein vorkommen, finde ich inzwischen die Portionen im Restaurant oft übermäßig groß.

Das, was ich früher für eine normale Portion hielt, war längst nicht mehr »normal« im Sinne der Gesundheit meines Körpers. Und ich bin der Meinung, dass diese Übermäßigkeit der Essensportionen einer der Gründe ist, warum so viele Menschen unter Gewichtsproblemen leiden. Obwohl Sie also an Ihren Genusstagen alles essen können, was Sie gerne essen, sollte es sich doch in einem vernünftigen Rahmen bewegen. Vermutlich wird sich durch diese Diät automatisch etwas an Ihrem Essverhalten ändern. Sie werden wahrscheinlich von weniger satt werden und essen, was Sie am liebsten mögen, aber in kleineren Portionen. Das passiert nicht gleich am Anfang, aber die meisten von uns, die schon länger 5:2 machen, haben diese Wirkung nach einiger Zeit bei sich festgestellt. Es ist fast, als hätte man bei einem elektronischen Gerät, das verrücktspielt, den Reset-Knopf gedrückt – das Fasten hat mich dazu gebracht, wieder fehlerfrei zu funktionieren: Ich genieße mein Essen noch immer, aber ich esse, was ich brauche, und nicht mehr.

Wenn es Ihnen darum geht, abzunehmen, sind Sie auf das Kaloriendefizit angewiesen, das wir in Kapitel zwei beschrieben haben. Aber glauben Sie mir, der Reset-Effekt bedeutet: *Die meisten müssen an ihren Genusstagen keine Kalorien zählen, um dieses Kaloriendefizit dauerhaft zu erreichen.*

In der Untersuchung von Krista Varady von der University of Illinois wurden Fastende, die an ihren Genusstagen eine fettarme Diät aßen, mit solchen verglichen, die sich an den Nicht-Fastentagen »normal« fett ernährten. Überraschenderweise – und glücklicherweise! – waren Gewichtsverlust und Cholesterin-Reduktion gleich gut, sogar etwas besser bei den Teilnehmern, die ermutigt worden waren, das zu essen, was sie am liebsten mochten. Dazu gehörten auch Pizza und Hamburger!

Auch kam es überhaupt nicht vor, dass die Teilnehmer als Reaktion auf die Fastentage zum Ausgleich besonders viel aßen.

Dieses Ergebnis wird von den Berichten unserer Software-entwickler gestützt, die sich zusammengetan hatten, um ihre Erfahrungen mit 5:2 auszutauschen.

Wir haben nicht bemerkt, dass es einen Unterschied macht, ob man an den Nicht-Fastentagen Essen mit hohem oder niedrigem Fettgehalt isst. Es war sogar so, dass einige von uns im Urlaub die Diät unterbrachen und danach wieder weitermachten und es insgesamt kaum Auswirkungen hatte.

ANDREW, 42

Natürlich ist neben dem, *was* man isst, auch wichtig, *wie viel* man isst. Ich gebe zu, dass ich in den ersten ein oder zwei Wochen in Versuchung war, von den Sachen, die ich besonders liebe, übermäßig viel zu essen. Doch dieses Bedürfnis hat sich bald wieder gelegt, ebenso bei anderen 5:2-Diäthaltenden, denen es wie mir ergangen ist. Schon wenn Sie die Speisen verzehren, die Ihrem errechneten täglichen Kalorienbedarf entsprechen – in meinem Fall etwas unter 2.000 Kalorien –, wird es sich verglichen mit dem Fastentag wie ein Festgelage anfühlen. Daher werden Sie wahrscheinlich kaum das Bedürfnis haben, diese Kalorienmenge noch zu überschreiten, und werden oft sogar weniger essen, als Sie sich zum Erreichen Ihres Ziels eigentlich leisten könnten.

Achtsames Essen

Während Sie sich an den neuen Essstil gewöhnen, ist es hilfreich, etwas zu beherzigen, das viele von uns auch an den Fastentagen praktizieren: Sie sollten sehr langsam und ohne jede Ablenkung essen; das heißt kein Fernsehen, keine Arbeit, keine anderen Beschäftigungen nebenher. Wenn Sie bewusst jeden Bissen Ihrer Mahlzeit genießen, anstatt das Essen hinunterzuschlingen, werden Sie weniger in Versuchung geraten, mehr zu essen, als Sie brauchen. Aber Sie müssen auf keinen Fall an den Genusstagen Buch darüber führen, was Sie essen.

Achtsamkeit – eine Form von Meditation – kann ein sehr nützliches Werkzeug sein, um Ihren Appetit zu kontrollieren und ein positives und ruhiges Gefühl in Bezug auf die in Ihrem Leben stattfindenden Veränderungen zu entwickeln. Mir wurde dazu die Website getsomeheadspace.com (auf Englisch) empfohlen, auf der zur Einführung gratis ein paar Meditationsübungen angeboten werden, außerdem einige sehr nützliche Downloads, darunter einer über achtsames Essen. In den Quellenangaben finden Sie zum Thema Achtsamkeit auch Links zu interessanten Artikeln im *Independent* und der *New York Times.*

Und wenn ich nicht genug abnehme?

Wenn Sie Gewicht verloren haben, mit der Zeit aber immer weniger abnehmen, könnten Sie in Betracht ziehen, von 5:2 auf 4:3 oder 10in2 zu wechseln, um das Abnehmen wieder zu beschleunigen.

Aber wenn Sie schon seit einigen Wochen nichts abnehmen, dann sollten Sie einen Kalorienrechner in Buchform oder im Internet benutzen, um Ihre Kalorienzufuhr an einem typischen Genusstag zu überprüfen. Wie in Kapitel zwei dargestellt, wird Ihr wöchentlicher Kalorienkonsum durch die zwei Fastentage um eine ziemlich hohe Kalorienmenge gekürzt; sollten Sie jedoch feststellen, dass Sie an den anderen fünf Tagen übermäßig viel essen, kann sich das Abnehmen dadurch verlangsamen.

Doch die gute Nachricht ist, dass das Fasten-Genuss-Schema den meisten Diäthaltenden hilft, zu einem natürlichen, genussvollen Essverhalten zu finden, ohne sich zu überessen. Wenn mir das jemand vorhergesagt hätte, wäre ich skeptisch gewesen, aber jetzt kann ich aus eigener Erfahrung bestätigen, dass es tatsächlich so ist.

Es wird einfacher!

Wenn Sie das Fasten an Ihren zwei Fastentagen schwierig finden, dann trösten Sie sich damit, dass die meisten unserer Gruppe festgestellt haben, dass es ihnen mit der Zeit immer leichter fiel – sehr viel leichter. Viele Diäthaltende freuen sich irgendwann sogar auf diese Tage, auf das Gefühl von Leichtigkeit und Euphorie. Man fühlt sich körperlich wohl, aber auch psychisch, nicht zuletzt weil man weiß, dass man seinem Körper etwas Gutes tut.

Rückschau halten und Ihre nächsten Fastentage planen

Die ersten Wochen geht es darum, dass Sie ausprobieren, wie Sie Ihre Fastentage am besten für sich gestalten – wann Sie essen, welche Lebensmittel Sie am besten sättigen und zufrieden machen und wie Sie eventuelle unangenehme Nebenwirkungen lindern oder ganz verhindern können.

Gewöhnen Sie sich an, die Fastentage in der nächsten Woche zu planen und vorzubereiten, indem Sie eventuell Fertiggerichte oder die Zutaten für selbst zuzubereitende Speisen vorher kaufen. In Teil drei finden Sie viele Anregungen, was Sie an den Fastentagen essen können.

Berücksichtigen Sie bei Ihrer Planung, ob Sie jemand sind, der gern viele unterschiedliche Sachen isst oder ob Sie zufrieden sind, wenn Sie an den Fastentagen immer oder meist das Gleiche zu sich nehmen. Ich habe schon meine anfängliche Begeisterung für Rote Bete in jeder Form erwähnt, die etwa einen Monat anhielt, ohne dass sich irgendwelche Nebenwirkungen zeigten. Nach dieser Zeit wandte ich mich nach und nach wieder anderen Lebensmitteln zu.

Wenn bei Ihnen jedoch die Motivation unter der Vorstellung leiden würde, an den Fastentagen immer das Gleiche zu essen, dann experimentieren Sie und durchforsten Sie entsprechende Internetforen, um zu erfahren, was andere essen, vor allem, wenn Sie sich von saisonalen Produkten ernähren wollen (was meist auch billiger ist).

Sport und 5:2

Viele machen zunächst während ihrer Fastentage keinen anstrengenden Sport – bis sie wissen, wie ihr Körper auf die Kalorieneinschränkung reagiert.

Ich bin etwa einen Monat nach Beginn der Diät wieder ins Fitnessstudio gegangen. Anfangs fühlte ich mich manchmal etwas benommen und habe daraufhin meine Geschwindigkeit auf dem Laufband reduziert. Aber inzwischen kann ich ohne Probleme an Fasten- und Genusstagen gleich intensiv Sport machen.

Falls Sie an Ihren Fastentagen Sport treiben, denken Sie daran, trotzdem nicht über Ihre errechnete Kalorienmenge hinaus zu essen.

Ich jogge normalerweise viermal in der Woche jeweils sechs Kilometer – ob es ein Fastentag ist, macht keinen Unterschied.

STEPHEN, 47

An Fastentagen gehe ich 30 Minuten aufs Laufband bei 3 km/h. Da ich Arthritis habe, kann ich im Moment nicht mehr tun, ohne einen Arthritis-Anfall zu provozieren, aber ich hoffe, dass ich mich langsam steigern kann, wenn ich abnehme und fitter werde. Ich versuche, täglich aufs Band zu gehen, aber wenn ich Schmerzen habe, mache ich einen oder zwei Tage Pause.

SALLY, 49

Ich finde es mühsam, an Fastentagen Sport zu treiben, aber an den anderen Tagen gehe ich an zwei oder drei Abenden in der Woche ins Fitnessstudio und arbeite an Gewichten und Herz-Kreislauf-Geräten und schwimme.

CLAIRE, 43

Ich habe meine gewohnte Routine an täglicher Bewegung beibehalten – meist fahre ich mit dem Rad zur Arbeit. An den Fastentagen vermeide ich im Allgemeinen zu extremen Sport.

JAMES, 43

Ich jogge ungefähr viermal pro Woche – jedes Mal 30 Minuten. Es spielt nicht wirklich eine Rolle, ob ich es an Fastentagen oder Nicht-Fastentagen mache, weil ich dadurch nicht mehr Hunger bekomme. Ich berechne es auch nicht bei meiner Kalorienreduktion, weil ich denke, dass es keinen großen Unterschied macht.

SARAH, 37

Ob Sport an Fastentagen oder zum Beispiel vor dem Frühstück vorteilhaft sein kann, wird kontrovers diskutiert (bit.ly/Tv2owD, Seite auf Englisch; auf Deutsch siehe www.spiegel.de/wissenschaft/medizin/umstrittene-diaet-sport-vor-dem-fruehstueck-foerdert-fettabbau-a-702807.html). Eine Analyse der vorliegenden Hinweise auf der Website des *National Health Service* (bit.ly/Vgv6Uh; Seite auf Englisch, mit Übersetzungsfunktion ins Deutsche) kommt zu dem Schluss, dass für eine endgültige Beurteilung noch nicht genügend Belege existieren. Richten Sie sich also vorerst danach, was sich für Sie richtig anfühlt, aber setzen Sie sich anfangs nicht zu sehr unter Druck. Falls Sie sich unsicher fühlen, sprechen Sie auf jeden Fall mit Ihrem behandelnden Arzt.

Sich wiegen

Bei den meisten Diäten wird empfohlen, sich nicht häufiger als einmal pro Woche zu wiegen. Durch den Flüssigkeitshaushalt des Körpers und andere Faktoren variiert das Gewicht, vor allem bei Frauen während ihrer Periode. Dr. Michael Mosley ist dagegen für tägliches Wiegen, um den Fortschritt genau verfolgen zu können.

Eine unserer ersten Diäthaltenden in der Facebook-Gruppe, Linda, hat eine großartige Grafik erstellt, in der sie von Anfang an ihr Gewicht an jedem Nicht-Fastentag aufgezeichnet hat. Sie hat mir freundlicherweise die Genehmigung erteilt, diese Grafik hier abzubilden (siehe rechts). Darauf ist sehr gut zu erkennen, wie das Gewicht im Laufe der Zeit variiert, sich aber insgesamt ein deutlicher Abwärtstrend ergibt. Das Gewicht in Zahlen haben wir weggelassen – wie Linda sagt, »ein paar Geheimnisse muss eine Dame für sich behalten«.

Gewicht

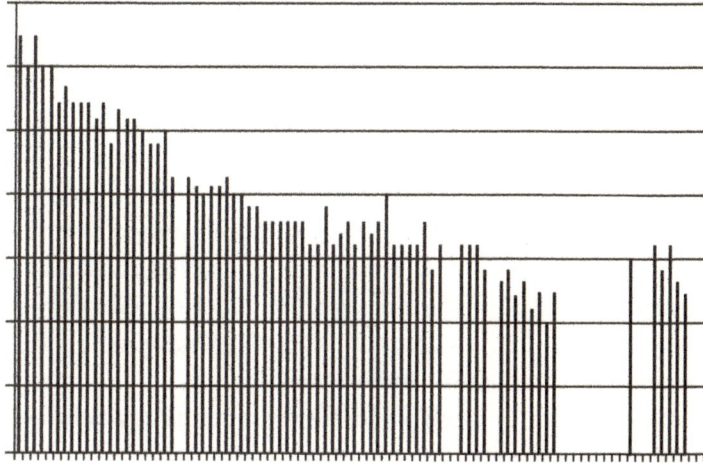

1 3 5 7 9 11 13151719212325272931333537394143454749515355575961636567697173757779818385878991 9395

Linda erläutert, wie die Grafik ihr geholfen – und sie manchmal auch behindert – hat.

Mein Gewicht von einem zum anderen Tag variierte ziemlich stark. Dafür gibt es viele Gründe: Wasserverlust an den Fastentagen aufgrund des Abbaus von eingelagertem Glykogen; weniger Darminhalt; unterschiedliche Flüssigkeitsspiegel im Körper usw. Der Fettverlust macht tatsächlich nur einen kleinen Teil des täglichen Gewichtsverlusts aus und wird oft von den Schwankungen im Abbau des eingelagerten Glykogens und in der Menge des Darminhalts verdeckt. Bei mir gab es auch eine Phase, wo ich Essen zu mir nahm, aber nur sehr wenig wieder herauskam (um es vornehm auszudrücken). Darüber hinaus ist auch eine

Zeit aufgezeichnet, in der ich eine Erkältung hatte und mich dem Fasten nicht aussetzen wollte. Und dann darf man natürlich auch Weihnachten nicht vergessen – ebenfalls eine Ausnahmesituation.

Linda hat an 32 Tagen mit einer Kalorienmenge von 500 Kalorien gefastet – insgesamt macht das ein Kaloriendefizit von 48.000 Kalorien, was einem Gewichtsverlust von fast 13 Pfund gleichkommt. Tatsächlich hat Linda mehr abgenommen, vielleicht war ihr täglicher Kalorienbedarf etwas höher, als er durchschnittlich ist. Daher hätte sie an den Fastentagen dann etwas mehr essen können.

Für sie (und für uns!) war diese detaillierte Aufzeichnung sehr aufschlussreich. Aber Linda rät auch:

Seien Sie auf keinen Fall entmutigt und geben Sie nicht auf, wenn Sie sich nach einem Fastentag oder nach einer Woche, in der Sie richtig »gut« waren, wiegen und nicht so viel abgenommen haben, wie Sie vielleicht erwartet hatten.

Genau dieses Risiko, durch die Zahl auf der Waage entmutigt zu werden, ist der Grund, warum ich mich nicht jeden Tag wiege. Für mich wäre es eine Berg-und-Tal-Fahrt, obwohl ich weiß, dass es gute Gründe für Gewichtsfluktuationen gibt. Sally geht es wie mir:

Am Anfang war ich in Versuchung, mich jeden Tag zu wiegen (und tat es auch!). Aber es kann einen ziemlich fertigmachen, wenn sich herausstellt, dass man an den Fastentagen abnimmt

*und das Gewicht an den Genusstagen gleich wieder zunimmt.
Am besten wiegt man sich nur einmal in der Woche.*

SALLY, 49

Vielleicht verallgemeinere ich ja zu sehr, aber ich vermute,
dass das tägliche Wiegen eher etwas für Männer ist, weil sie
lieber genau wissen wollen, wo sie stehen, und vielleicht
auch nicht so emotional reagieren.

*Wenn Sie es ertragen können, wiegen Sie sich jeden Tag, an
Fastentagen und Nicht-Fastentagen, weil Sie dann nachverfolgen
können, was passiert und wie das Muster des Gewichtsverlusts
aussieht. Wenn Sie dabeibleiben, geht es mit dem Gewicht auf
jeden Fall abwärts...*

KEVIN, 40

Egal wie oft Sie sich nun wiegen, notieren Sie die Zahlen
in einem Notizbuch oder auf einer Internetseite wie MyFit-
nessPal.com (die vielleicht später für Sie sogar eine Grafik
aus Ihren Zahlen erstellt, auf der Sie Ihren großartigen Fortschritt sehen! Die Seite ist, wie ja bereits erwähnt, auf Englisch).

Was den Tag oder die Tageszeit des Wiegens angeht, habe
ich mir angewöhnt, mich am Morgen nach dem zweiten
Fastentag in einer Woche zu wiegen, bevor ich etwas gegos-
sen habe. Anfangs fühlte es sich an, als würde ich schummeln, aber wenn man sich immer zur selben Zeit wiegt,
wird der Fortschritt (oder – hoffentlich nicht! – das Gegenteil) ja trotzdem offensichtlich.

Belohnen Sie sich!

Jede Veränderung der Lebensweise kann schwierig sein, und Sie sollten sich auf jeden Fall für Ihre Mühe belohnen. Allerdings nicht mit Essen oder Getränken, sondern zum Beispiel mit einem heißen Bad, einer Massage oder neuer Kleidung.

Wenn Sie das nicht reizt oder Kleidung nicht infrage kommt, weil Sie Ihr Zielgewicht noch nicht erreicht haben, lassen Sie sich andere Belohnungen einfallen – eine neue DVD-Box oder vielleicht sogar eine Fitness-DVD, ein Buch, Tickets für eine Veranstaltung oder eine Galerie, alles, was Sie gern tun, sich aber nicht so oft leisten.

Sie könnten zum Beispiel das Geld, das Sie für Lebensmittel sparen, zur Seite legen, um Ihre Belohnungen zu bezahlen.

Ich habe mich einmal sogar mit einem neuen Kochbuch belohnt, für die Tage, wenn ich ohne Gewissensbisse meinem Kochhobby nachgehen kann. Außerdem amüsierte mich das herrliche Paradox, dass mein Gewichtsverlust indirekt zu meiner nächsten köstlichen Mahlzeit an einem Genusstag beigetragen hat!

Das Geschenk des Essens

Ich möchte Ihnen gern die Geschichte der 43-jährigen Jenny wiedergeben, die festgestellt hat, dass ihr Fasten sie sogar die Welt anders sehen lässt.

5:2 ist wirklich eine sehr gute Art zu essen (ich bezeichne es nicht als Diät!), und ich muss sagen, dass es mich irgendwie demütig macht, dass ich in der privilegierten Lage bin, mich für das Hungern entscheiden zu können. Neulich hat mich ein obdachloses Mädchen auf der Straße angehalten und mich gefragt, ob ich etwas Geld übrig hätte, damit sie sich ein heißes Getränk kaufen kann. So direkt bin ich das vorher noch nie gefragt worden. Da machte es »Ping!«. Ich dachte daran, dass ich an diesem Tag, einem Fastentag, nicht wie üblich aus dem Büro gegangen war, um mir ein Sandwich und einen Becher Obst zu holen. Also gab ich ihr das Geld, das ich sonst für mein Mittagessen ausgegeben hätte. Sie hat sich so sehr gefreut, als hätte ich ihr eine ganze Schubkarre voller Geschenke gegeben. Ist es nicht merkwürdig, wie etwas manchmal genau zum richtigen Zeitpunkt passiert? Natürlich gibt es in jeder größeren Stadt Obdachlose, aber dass mich das Mädchen in diesem Moment direkt ansprach, war schon ein seltsames Zusammentreffen.

Jennys Erlebnis hat mich inspiriert, und ich habe daraufhin für eine Obdachlosenhilfe gespendet und werde es wieder tun, wenn ich meine persönlichen Gewichts-Meilensteine erreicht habe. Wenn Ihnen die Idee gefällt, überlegen Sie ja vielleicht, ob Sie etwas Ähnliches machen wollen.

Die größte Belohnung – es wirkt!

Natürlich sollten Sie selbst schon bald die Ergebnisse Ihrer Diät sehen – was die größte Belohnung von allen ist.

Viele von uns haben von der ersten Woche an Veränderungen festgestellt. Im Januar 2013 hatte unsere Facebook-Gruppe Mitglieder, die in der ersten Woche fünf Pfund abgenommen haben, während andere erst in der zweiten oder dritten Woche angefangen haben abzunehmen. Bei mir war mein Gewichtsverlust ziemlich undramatisch, aber er fühlte sich immer dauerhaft an, und meine beste Motivation war das Wissen um die für mich so wichtigen gesundheitlichen Vorteile.

Wenn es Probleme gibt

Die meisten, die diese Diät machen, finden, dass sie unkompliziert und gut durchzuhalten ist. Aber was, wenn es nicht so läuft, wie Sie gehofft haben?

- Sehen Sie sich Ihre Nicht-Fastentage genau an, und zählen Sie an ein oder zwei Tagen die Kalorien, die Sie zu sich nehmen. Sind es viel mehr als Ihr täglicher Kalorienbedarf, müssen Sie vielleicht Ihre Portionsgrößen verändern. Wenn man gefastet hat, ist das Gute, dass es sehr einfach ist, an den normalen Tagen etwas weniger zu essen.
- Ab und zu kommt es vor, dass sich keine Ergebnisse zeigen, obwohl man die Diät richtig durchführt. Wenn Sie

Ihre Genusstage überprüft und festgestellt haben, dass Sie nicht zu viel essen, sollten Sie vielleicht mit Ihrem Arzt sprechen – vor allem, wenn Sie bei anderen Diäten die gleichen Schwierigkeiten hatten; manchmal gibt es Schilddrüsen- oder andere gesundheitliche Probleme.

Und nun wenden Sie sich Teil drei zu – hier geht es nur ums Essen!

Teil drei:

ESSEN AUF 5:2-Art

Fertigmahlzeiten oder selber kochen –
Sie entscheiden!

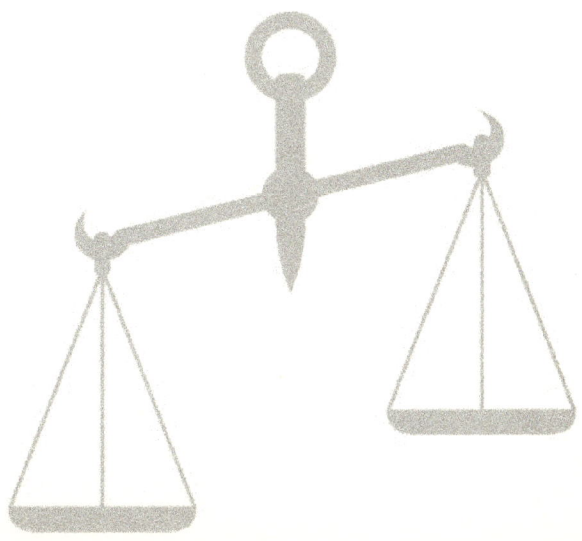

Vorneweg ...

Es hat keinen Sinn, drumherum zu reden – an Ihren Fastentagen können Sie nicht viel essen. Aber sogar 500 bis 600 Kalorien können satt machen, und für die meisten von uns ist es immer noch weniger beängstigend als »echtes« Fasten, bei dem man überhaupt nichts essen kann.

Wie man seine Fastentage strukturiert, ist ganz verschieden – es gibt keine Regel!

Ich esse normalerweise zum Frühstück 100 Gramm aufgetaute Tiefkühlfrüchte (29 kcal), zum Mittag eine Tomatensuppe von WeightWatchers (76 kcal) und abends ein Tiefkühlfertiggericht von WeightWatchers oder Fisch oder Huhn mit Salat, sodass ich insgesamt auf 500 Kalorien komme, wenn möglich weniger. Für zwei Tassen Kaffee mit Milch im Laufe des Tages berechne ich 60 Kalorien. Das Hühnergericht oder der Rindertopf von WeightWatchers haben je etwa 230 Kalorien.

STEPH, 49

1 x Kaffee (mit Milch und Zucker)
1 x Fertigsuppe zum Mittag
2 x Obst am späten Nachmittag
1 x eine richtige Mahlzeit am Abend
Kräutertee im Laufe des Tages, wenn ich Hunger bekomme.

SUNIL, 34

*Fertigsuppen mit so wenig Kalorien wie möglich und Fertig-
gerichte, dazu etwas Gemüse und Obst. Ich will mit 500 Kalorien
auskommen und rechne nach und nach alle Kalorien zusammen.*

VAL, 56

*Fertige Haferflockenmahlzeit mit fettarmer Milch, etwa mittags
um 13 Uhr (180 kcal);
Gemüsefertigsuppe nachmittags, etwa um 16.30 Uhr (59 kcal);
Abendessen mit normalerweise 300 bis 350 Kalorien, oft aus dem
»Hairy Bikers« Diätkochbuch (bisher nur auf Englisch erschienen), das mir sehr gefällt, weil die Gerichte nicht fettarm sind
und die Kalorien pro Portion angegeben sind.*

ANDREW, 42

*Ich habe angefangen, Dhal (Gerichte aus Hülsenfrüchten) zu
kochen; gebackene Bohnen sind auch gut, und Salate sättigen
schön. Ich mache meine eigene Tomatensuppe mit einem halben
Brühwürfel in etwas kochendem Wasser. Wenn der aufgelöst ist,
gebe ich 1/3 Dose Tomatenpüree dazu, Kräuter und Knoblauch-
paste aus der Tube. Dann gieße ich mehr kochendes Wasser darauf. Total einfach. Ich vermeide Sachen mit einem hohen glykämischen Index (GI).*

LINDA, 52

Joghurt, ein Becher Suppe und ein Omelette!

GRAEME, 38

Wie ich in Schritt zwei des zweiten Teils geschrieben habe,
entscheiden Sie selbst, wie oft Sie an einem Fastentag es-

sen – eine, zwei oder drei Mahlzeiten –, und auch, ob Sie selbst kochen oder Fertiggerichte verzehren wollen. Viele von uns tun beides, aber je länger ich die Diät mache, desto mehr neige ich dazu, an den Fastentagen ein Minimum an Zeit in der Küche zu verbringen. Ich koche wahnsinnig gerne, aber es macht nicht so viel Spaß, wenn man jeden Teelöffel Essig abmessen oder sich wegen ein paar Tropfen Zitronensaft Gedanken machen muss.

In diesem Teil des Buches mache ich Ihnen Vorschläge für Fertiggerichte und selbst Zubereitetes zum Frühstück, Mittagessen und Abendessen, außerdem für Snacks und Naschereien. Falls Sie an Fastentagen auswärts essen, gibt es auch dafür Tipps. Und es ist völlig Ihnen überlassen, ob Sie Ihr Müsli am Nachmittag kauen oder zum Frühstück eine warme Suppe schlürfen!

Die Rezepte sind einfach – und bitte ändern Sie sie ganz nach Ihrem Belieben. Sie können auch Ihre persönlich zusammengestellten Mahlzeiten in den Rezeptteil auf der englischen Website von MyFitnessPal.com oder unter www.diaet-clique.de/kalorien/kalorientabelle beziehungsweise http://gesuender-abnehmen.com/abnehmen/naehrwerttabelle.html eingeben, um herauszufinden, wie viele Kalorien Ihre Lieblingsgerichte enthalten. Eine gute Möglichkeit ist auch, eine große Portion Suppe oder Eintopf zu kochen und diese dann in kleine Portionen zum Einfrieren aufzuteilen. So profitieren Sie davon, dass selbst zubereitete Mahlzeiten billiger sind, verringern aber gleichzeitig das Risiko, dabei unwillkürlich mehr als Ihre angestrebte tägliche Kalorienmenge zu sich zu nehmen.

Ich bin Vegetarierin und empfehle Ihnen, an Ihren Fasten-tagen hauptsächlich Obst und Gemüse zu essen, weil Sie dann mehr für Ihre Kalorien bekommen. Aber ich habe auch Vorschläge mit Fleisch aufgenommen.

Berücksichtigen Sie, dass nach Meinung mancher Wis-senschaftler die Aufnahme von viel Protein den Spiegel von IGF-1 erhöhen kann, was Ihrem Ziel zuwiderliefe. Dr. Mi-chael Mosley (Sie wissen schon, der mich mit seiner BBC-Fernsehsendung so begeistert hat) nimmt an Fastentagen nicht mehr als 60 Gramm Eiweiß zu sich – ein mittelgro-ßes Ei enthält beispielsweise etwa 7 Gramm, 100 Gramm ge-kochte Hühnerbrust etwa 30 Gramm. Vielleicht wollen Sie es ja ebenso machen – allerdings muss man gut abwägen, da Proteine einen länger satt halten sollen.

Ich habe auch eine A-bis-Z-Inspirationsliste mit Zuta-ten aufgenommen (zugegebenermaßen fehlen ein paar Buchstaben – haben Sie schon einmal versucht, ein lecke-res Lebensmittel zu finden, das mit dem Buchstaben U be-ginnt?). Vielleicht liefert die Liste Ihnen ein paar neue Ideen für saisonale Produkte. Es gibt auch eine Aufstellung mit süßen und herzhaften Snack-Ideen für die Momente, wenn Sie *jetzt sofort* etwas brauchen!

Und schließlich habe ich noch tägliche Menüideen zusammengestellt, um Ihnen den Start zu erleichtern, mit einem anschließenden Leerformular, in das Sie Ihre eigenen Planungen eintragen können.

Essens- und Fastentipps

Bevor wir zum Rezeptteil kommen, möchte ich Ihnen noch ein paar Hinweise geben, die Ihnen an den Fastentagen helfen können.

Abmessen, wiegen, aufschreiben

Ja, es ist ein bisschen mühselig, aber es kann auch sehr erhellend sein, weil manch einem dadurch klar wird, warum wir heute viel mehr Kalorien zu uns nehmen, als vielen vielleicht bisher bewusst war. Das Wiegen und das *genaue* Aufschreiben, was Sie an den Fastentagen essen – bis zu dem Teelöffel Balsamico-Essig oder den über einen Salat gestreuten Sonnenblumenkernen –, ist die beste Methode, der Versuchung zu widerstehen, ein bisschen zu schummeln. Wenn Sie erst einmal an die Mengen gewöhnt sind, die Sie an den Fastentagen essen können, dann brauchen Sie nicht mehr dauernd alles abzumessen und zu wiegen.

Puppenstuben-Mahlzeiten

Die einfachste Art zum Durchführen dieser Diät ist es, überhaupt keine Snacks zu essen und von dem, was Sie und Ihre Familie normalerweise essen, winzig kleine Portionen abzumessen (und die Kalorienanzahl so lange sorgfältig zu überprüfen, bis Sie sie schätzen können). Wenn man nicht viel Zeit hat, macht das weniger Mühe, als sich etwas extra zu kochen.

Es hilft, kleinere Teller oder Schälchen zu benutzen – ich

stelle mir meine Portion Joghurt mit Früchten an Fastentagen als eine Puppenstuben-Portion vor.

Vitamin-»Versicherung«

Es könnte sinnvoll sein, zur Sicherheit an den Fastentagen
eine Multivitamintablette zu nehmen. Wenn Sie viel Gemüse essen, kann es sein, dass Sie sogar mehr Vitamine
bekommen als normalerweise, aber ich halte eine Multivitamintablette für eine sinnvolle Sache für all jene, die eine
Diät machen.

Diät-Shakes und -Riegel

Es gibt keine Notwendigkeit, an Ihren Fastentagen »besondere« Lebensmittel zu kaufen, und ich persönlich ziehe es
vor, etwas Ähnliches wie an normalen Tagen zu essen – einfach nur kleinere Portionen und weniger reichhaltige Zutaten.

Manche finden es jedoch hilfreich, an ihren Diättagen
Diät-Shakes, -Suppen und -Riegel zu sich zu nehmen, und
das geht natürlich auch. Sie enthalten Vitaminzusätze und
bieten Portionen mit genauen Kalorienangaben, die die
Kontrolle erleichtern.

*Ich finde die Milch-Shakes zwar langweilig, aber ich sehe ihren
Vorteil und habe mich entschieden damit anzufangen, denn a)
brauchte ich an den eingeschränkten Tagen nicht über Kalorien
nachzudenken und also überhaupt nicht an Essen zu denken,
und b) hatten die Milch-Shakes sehr wenig Kalorien, daher war
mir nach den ersten zwei Wochen, als ich andere Sachen zu es-*

sen begann, sehr bewusst, dass ich mein Kalorienlimit nicht über-
schreiten darf – denn das will ich nicht.

ANITA, 51

Mir schmecken diese Shakes überhaupt nicht, aber wenn Sie sie mögen und praktisch finden, gibt es keinen Grund, warum Sie sie an den Fastentagen nicht einsetzen sollten – solange Sie sich an Ihren Genusstagen abwechslungsreich ernähren!

Den Geschmack genießen

Wenn Sie sich nicht für Diätnahrung entscheiden, können Sie Ihre Fastentage genussreicher gestalten, indem Sie Ihre Speisen besonders schmackhaft machen, ohne zu viele Kalorien zuzusetzen. Erreichen können Sie das mit unterschiedlichen Gewürzen, frischen Kräutern und Soßen mit wenig Kalorien. Sie verleihen einem Gericht Tiefe und erfreuen Ihre Geschmacksknospen.

Hier eine kleine Auswahl:

Chili: Mit Chiliflocken lassen sich ausgezeichnet Suppen, Eintöpfe und gebackene Bohnen aufpeppen; es gibt auch Hinweise, dass Chili bei der Fettverbrennung hilft und den Stoffwechsel anregen könnte. Aber seien Sie vorsichtig – Chili ist extrem scharf. Frisch gehackte Chilis sind köstlich, bei diesen ist jedoch noch mehr Vorsicht geboten.

Chilisoße ist eine andere einfache Art, Ihren Speisen

mehr Pep zu verleihen. Sie enthält mehr Kalorien als die Flocken, aber man braucht nur sehr wenig davon.

Essig: Apfel- oder Weinessig kann man auch ohne Öl als Dressing verwenden, genauso Balsamico, obwohl dieser etwas mehr Kalorien hat, da er süßlich ist. Also messen Sie die Menge ab und rechnen Sie die Kalorien Ihrer Tagesmenge zu – ein Esslöffel hat etwa 16 Kalorien. Für mich köstlich: Tomaten aus dem Backofen mit ein paar Tropfen Balsamico, serviert mit frischen Kräutern, zum Beispiel Basilikum oder Thymian.

Frische Kräuter sind eine großartige Ergänzung zu Salat. Am vielseitigsten lassen sich Schnittlauch und Basilikum verwenden. Versuchen Sie Schnittlauch in Rührei oder mit weiteren Kräutern in einem Omelette, streuen Sie klein gezupftes Basilikum über Suppen, Eintöpfe oder Soßen. Rucola und junge Spinatblätter kann man gut als Salat zubereiten oder auch Suppen oder Eintöpfen hinzufügen, um diesen mehr Körper und Geschmack zu verleihen.

Knoblauch: Er hat kaum Kalorien und mit wenig erreicht man viel. Er ist nicht so stark, wenn Sie ihn zusammen mit anderen Gemüsen anbraten – brechen Sie ihn in Zehen, aber lassen Sie diese in ihrer Schale, bis sie geröstet sind, dann quetschen Sie den Knoblauch als Püree aus der Schale. So können Sie ihn sogar auf eine Brotscheibe streichen, wenn Sie mutig sind; er ist dann so geschmeidig wie Butter.

Meerrettich/Wasabi: Ich mag den superscharfen Geschmack von Wasabi (diesem grünen Meerrettich, den man zu Sushis bekommt und in der Tube kaufen kann), obwohl einem schon die kleinste Menge Tränen in die Augen treibt. Ein ausgezeichnetes Mittel, um Sie vom Fasten abzulenken!

Miso: Diese japanische, fermentierte Paste gibt es in Gläsern oder Tuben zu kaufen. Miso verleiht jeder Art von Gericht ein etwas nach Fleisch schmeckendes Aroma, obwohl es rein pflanzlich hergestellt ist. Mit heißem Wasser aufgegossen ergibt es eine kalorienarme Suppe. Es ist auch als Pulver in Portionstüten erhältlich – praktisch, um es mit zur Arbeit zu nehmen.

Pickles/Chutneys: Ich bin süchtig nach allem Süßsauren, einschließlich Pickles und Chutneys. Vorsicht mit dem Zuckergehalt, aber eine kleine Menge (die Kalorien nachgerechnet) ergibt schon einen intensiven Geschmack – verteilen Sie es dünn auf einer Scheibe Brot, legen Sie eine Scheibe kalorienarmen Käse darauf, und überbacken Sie Ihr leckeres Fastentagsgericht »Käse auf Toast«.

Salsa: Entweder frisch gekauft, im Glas (trotzdem überraschend schmackhaft) oder selbst gemacht (Rezept in der Liste »Inspirationen für Zutaten«) ist Salsa ein ausgezeichneter Begleiter zu Fisch, magerem Fleisch oder vegetarischen Burgern. Da Salsa im Allgemeinen keinen Zucker enthält, ist sie besser als Tomatenketchup, in dem meist eine Menge davon steckt.

Senf: scharf und mit intensivem Geschmack, passt zu Käse, Schinken und kaltem Fleisch.

Sojasoße: salzig, aber gibt vielen Gerichten eine interessante Würze, genau wie **Worcestersoße.**

Was für Fastentage NICHT zu empfehlen ist

Natürlich können Sie essen, was Sie wollen, jedenfalls im Rahmen Ihrer erlaubten Kalorienmenge. Doch einige Sachen sind weniger empfehlenswert und werden von vielen an ihren Fastentagen gemieden.

Obst und Fruchtsaft

Fruchtsaft und viele Obstsorten können aufgrund ihres natürlichen Zuckergehalts Ihr Blutzuckergleichgewicht durcheinanderbringen. Sie bekommen dann womöglich um elf Uhr vormittags Heißhunger, was Sie genau NICHT wollen. Eine Ausnahme bilden zum Beispiel frische Beeren – Erdbeeren, Blaubeeren und Himbeeren lassen den Blutzuckerwert nicht so stark wie andere Obstsorten ansteigen und haben dabei noch einen sehr intensiven Geschmack. Wenn keine Saison für frische Beeren ist, können Sie auch tiefgefrorene Beeren nehmen. Vor allem Blaubeeren und Himbeeren sind auch aufgetaut sehr lecker.

Raffinierte Kohlenhydrate

Weißes Brot, Kartoffeln und weißer Reis gehören zu den Lebensmitteln, die den Blutzuckerspiegel in die Höhe treiben, aber genauso schnell absinken lassen, sodass man als Reaktion bald wieder Hunger bekommt. Komplexe Kohlenhydrate – Vollkornbrötchen, Vollkornreis, Süßkartoffeln – lassen den Blutzuckerspiegel dagegen nur langsam ansteigen und halten daher länger satt. Allerdings werden Sie davon nur kleine Portionen essen können, um Ihre erlaubte Kalorienmenge nicht zu überschreiten.

Nahrungsmittel, die keine Blutzuckerspitzen herbeiführen, können Sie mithilfe des glykämischen Index (Glyx) herausfinden, der angibt, wie schnell verschiedene Lebensmittel im Blut in Zucker umgewandelt werden. Dabei spielt nicht nur das Lebensmittel an sich eine Rolle, sondern auch die Sorte; und sogar die Zubereitungsmethode zum Beispiel von Kartoffeln hat eine starke Wirkung auf den Glyx. So verursachen gekochte Kartoffeln einen viel geringeren Blutzuckeranstieg als eine im Ofen gebackene Folienkartoffel.

In den Quellenangaben finden Sie Links zum glykämischen Index. Aber denken Sie daran, es geht darum, dass Sie herausfinden, womit Sie persönlich sich am wohlsten fühlen. Eine 5:2-Anhängerin schwört auf eine kleine Folienkartoffel als Hauptmahlzeit am Fastentag!

Alkoholische Getränke

Alkoholische Getränke enthalten viele Kalorien und sättigen Sie nicht – sie könnten sogar Ihre Willenskraft schwächen.

Zeit zur Beichte: Ich weiß, es ist nichts, worauf ich stolz

sein kann, aber ich habe schon an Fastentagen 100 Kalorien für ein Glas Wein aufgespart, wenn ich wusste, dass ich abends ausgehe. Natürlich sollte man nicht regelmäßig 20 Prozent der täglichen Kalorienmenge als Alkohol zu sich nehmen, aber Wein und besonders ein trockener Sekt oder ein Cava können wunderbare Stimmungsaufheller sein. Doch Vorsicht! Es könnte auch nach zwei Gläsern schon passieren, dass Sie nicht mehr in der Lage sind, dem zu widerstehen, was die anderen essen...

Frühstücksvorschläge

Lange Zeit sahen viele Diätpäpste das Frühstück als die wichtigste Mahlzeit des Tages an. Ich bin eine von vielen 5:2-Diäthaltenden, die zu ihrer eigenen Überraschung entdeckt haben, dass sie nicht unbedingt frühstücken müssen. Einige stellten sogar fest, dass sie im Laufe eines Fastentages desto weniger Hunger bekommen, je länger sie ihre erste Mahlzeit hinausschieben konnten.

Wenn Sie sich jedoch einen Tag ohne Frühstück nicht vorstellen können, gibt es dafür eine sehr große Auswahl.

Fertigmischungen

Bei fertig zusammengestellten Müslis ist es wichtig, dass Sie das Etikett lesen. Zahlreiche Mischungen enthalten so viel Zucker, dass es Sie vom eingeschlagenen Weg abbringen könnte.

Müsli

Viele 5:2-Diäthaltende vermeiden die gezuckerten Fertig-
müslis wegen des schon erwähnten steil ansteigenden und
gleich darauf wieder rapide abfallenden Blutzuckerspiegels.
Auch sind die Portionen, wenn Sie Ihre Kalorienmenge abmessen, wirklich winzig. Haferbrei oder Weizenkleie-Müslis
mit vielen Ballaststoffen sind eine bessere Wahl, oder auch
Müslimischungen ohne oder mit sehr wenig Zucker. Überprüfen Sie auf jeden Fall das Etikett.

Müsliriegel

Müsliriegel werden in der Werbung als gesunde Alternative
zu normalen Müslis dargestellt, haben aber meist den gleichen Nachteil – viele bringen um die 100 Kalorien mit und
sind so süß, dass Sie spätestens nach einer Stunde Heißhunger auf den nächsten haben. Ich mochte früher eine
ganz bestimmte Marke besonders gern, aber letztendlich
aß ich immer zwei. Das stand im Widerspruch zu meinem
Ziel, ich hätte stattdessen genauso gut einen normalen Keks
essen können und weniger Kalorien zu mir genommen. Ein
Vergleich von Müsliriegeln in Großbritannien ergab, dass einer von ihnen fast das Äquivalent von vier Teelöffeln Zucker
enthält. Also achten Sie auch hier gut auf das Etikett.

Haferbrei/Haferflocken

Ernährungswissenschaftler empfehlen häufig Haferflocken
zum Frühstück, da sie nur langsam Energie an den Körper
abgeben. Es gibt Instant-Haferflocken, die sich in kalter oder
warmer Flüssigkeit sofort auflösen. Mit Wasser hergestellt

sparen Sie Kalorien, aber wenn Sie das überhaupt nicht mögen, geht natürlich auch Milch, möglichst fettarm.

Smoothies

Reine Frucht-Smoothies können unterwegs eine Versuchung sein, aber sie sind aus dem oben erwähnten Grund nicht ideal: Der Zucker in den Früchten kann Ihren Blutzuckerspiegel durcheinanderbringen, sodass Sie schnell wieder Hunger bekommen. Smoothies mit Joghurt, Getreide oder anderen sich im Körper langsamer abbauenden Zutaten sind eine bessere Option. Überprüfen Sie den Kalorien-, Zucker- und Kohlenhydrategehalt – je weniger, desto besser.

Joghurt

Es gibt so viele verschiedene Joghurts, dass Sie auch hier wieder sorgfältig das Etikett studieren müssen. Ich mag besonders den reichhaltigen griechischen Joghurt und esse an meinen Fastentagen lieber eine winzige Portion davon als mehr von einem fettarmen Joghurt. Aber auch hier gilt wie immer: Ihre Geschmacksknospen geben den Ausschlag. Eine gute Möglichkeit ist es, einen fettarmen Naturjoghurt mit wenig Kalorien zu nehmen und dann ein paar Nüsse oder Samen (sorgfältig abmessen!) hinzuzufügen, um späteren Hungeranfällen vorzubeugen. Dazu eignen sich Sonnenblumen- oder Kürbiskerne, zusammen mit ein paar frischen Erdbeeren (saisonal) oder tiefgefrorenen Himbeeren oder Blaubeeren.

Selbst zubereitetes Frühstück

Auf Toast...

Wer kann Toast widerstehen? Für mich ist es die Droge der Kohlenhydratewelt: Eine Scheibe ist nie genug. Daher könnte es eine riskante Wahl für einen Fastentag sein. Aber wenn Sie es bei ein bis zwei Scheiben ohne Butter belassen können und dadurch mehr Freude an Ihrem Fastentag-Frühstück haben, dann knuspern Sie Ihren Toast – möglichst Vollkorntoast, der enthält mehr Ballaststoffe. Eine Scheibe hat rund 70 Kalorien.

Hier die Kalorienangaben für verschiedene Aufstriche/Beläge, die je nach Marke etwas variieren können:

Lebensmittel	Kalorien
mittelgroßes, pochiertes Ei	75–85
gebackene Bohnen a. d. Dose (200 g)	148
Erdnussbutter, 1 TL (5 g)	30
Frischkäse, leicht (10 g)	11
Frischkäse mit Milka (10 g)	30
dünne Scheibe Schinken	ca. 30
Scheibe Käse light	ca. 40

Vor der Arbeit ein Ei?

Eier sind proteinreich und sättigend, vor allem zum Frühstück; daher lohnt es sich, das Essen eines Frühstückseis in Betracht zu ziehen. Kochen oder Pochieren sind die kalorienärmsten Zubereitungsarten, aber man kann das Ei auch braten und dann möglichst ein Kochspray verwenden – das bringt nur etwa eine Kalorie pro einmal sprühen. Es schmeckt zwar nicht wie Butter, aber dafür frisst es auch nicht gleich Ihre erlaubte Kalorienmenge auf.

BASISREZEPT FÜR RÜHREI (155 Kalorien)

Ich weiß, dass die meisten von uns ihr eigenes Rezept für Rührei haben, aber hier ist eines, das immer funktioniert:

- Zwei Eier (ein großes hat ca. 70 kcal) in einer Schüssel aufschlagen und zwei Esslöffel (30 ml: 15 kcal) fettarme Milch hinzufügen.
- Gut mit einer Gabel verschlagen, bis Eigelb und Eiweiß völlig vermischt sind. Das Ganze mit Salz und Pfeffer würzen.
- Eine Antihaftpfanne mit kalorienarmem Kochspray aussprühen und bei kleiner oder mittlerer Hitze auf den Herd stellen. Je langsamer man das Ei brät, desto lockerer wird es.
- Die Eimischung hinzufügen und eine Minute stocken lassen, dann mit einem Holzlöffel oder einem Pfannenwender in der Pfanne hin und her bewegen, bis die Eimasse cremig oder ganz gestockt ist, je nachdem, wie Sie es mö-

gen. Das Rührei sollte auf jeden Fall völlig gestockt sein, wenn Sie schwanger oder immungeschwächt sind. Sofort servieren, weil das Ei sonst in der heißen Pfanne weiter erhitzt und dadurch trocken wird.

Beigaben:
frische Kräuter, gehackt
Chiliflocken
Pilze, mit kalorienfreiem Kochspray gebraten
gehackter Schinken oder geräucherter Lachs –
wenig bringt viel

Serviervorschlag: Anstatt das Rührei auf Toast zu servieren, braten Sie große Portobello- oder Wiesen-Champignons 4–5 Minuten (nach der halben Zeit wenden) und servieren das Ei darauf.

Omelette – jederzeit!
Ich bin ein Omelette-Fan, da ein Omelette für mich auch ohne Toast (und dessen Kalorien) fast wie eine komplette Mahlzeit ist.

GRUNDREZEPT OMELETTE (140 Kalorien)

- Zwei mittelgroße Eier (je 50 g und je 70 kcal) in einer Schüssel aufschlagen und gut verquirlen. Mit Salz und Pfeffer würzen.
- Eine mit kalorienarmem Kochspray ausgesprühte Antihaftpfanne erhitzen, bis sie heiß, aber nicht zu heiß ist.

Man sollte sie noch mit dem Handrücken berühren können, ohne sich zu verbrennen, aber ich würde von einem
Versuch abraten!

- Eiermasse in die Pfanne geben und die Pfanne schwenken, damit sich die Masse gleichmäßig verteilt. Etwa zwei
  Minuten auf kleiner Hitze stocken lassen.
- Die Pfanne etwas ankippen, damit das Omelette zur Seite
  gleitet, dann mit dem Pfannenwender ein Drittel des
  Omelettes auf den anderen Teil umklappen. Das Gleiche
  mit der anderen Seite machen, sodass sich eine Zigarrenform ergibt.
- Auch hier können Sie Beigaben hinzufügen, entweder in
  die Mitte des Omelettes, wenn es gerade anfängt fest zu
  werden, oder anfangs zur flüssigen Eiermasse.

Haferbrei

Es gibt verschiedene Haferflockenarten, die zum Herstellen
eines Breis geeignet sind; wählen Sie Ihre Lieblingssorte.
Man kann sie mit Wasser oder Milch zubereiten, Zubereitungsanleitungen finden Sie auf den Packungen. Eine Portion mit 40 g Haferflocken und 240 ml Magermilch hat etwa
240 Kalorien.

Selbst zubereitetes Bircher-Müsli

So mag ich meine Haferflocken am liebsten – entdeckt habe
diese Art im Urlaub an einem noblen Hotelbuffet. Dieses
Müsli ist gesund und sättigend, macht kaum Mühe und
schmeckt leckerer, als es sich anhört. Das einzige Problem
ist, dass es in einer Schüssel ziemlich wenig aussieht...

aber man gewöhnt sich langsam an diese Puppenstuben-Portionen.

BASIS-BIRCHER-MÜSLI (168 Kalorien)

Eine kleine Portion, aber sehr sättigend ...

25 g Haferflocken (ca. 100 kcal)

25 ml fettarme Milch (12 kcal) oder Apfelsaft (11 kcal)

1 TL (5 g) Sultaninen (15 kcal)

- Zutaten in einer Schüssel vermischen und abgedeckt über Nacht in den Kühlschrank stellen.
- Wenn die Mischung am nächsten Morgen zu trocken ist, noch etwas Flüssigkeit zugeben. Einen halben kleinen Apfel (27 kcal) darüberreiben, mit zwei Esslöffeln fettarmem Naturjoghurt vermischen und noch etwas von den im Folgenden für Haferbrei empfohlenen Beigaben hinzufügen – Beeren sind besonders gut.
- Dieses Müsli kann man auch in einem Plastikbehälter mit zur Arbeit nehmen!

Beigaben für Ihren Haferbrei

Lebensmittel	Kalorien
Teelöffel Honig	20
Teelöffel (5 g) Sonnenblumenkerne	30
Teelöffel (5 g) Sultaninen	15

½ geriebener, sehr kleiner Apfel (ca. 50 g)	27
Blaubeeren: 50 Stück	39
Himbeeren, 20 Stück (tiefgefrorene sind auch gut: Fügen Sie sie noch gefroren den Haferflocken vor dem Kochen zu, falls es keine frischen Beeren gibt)	20 (1 kcal jede)
Esslöffel (15 g) fettarmer Joghurt	Etikett lesen
Teelöffel Kakaopulver	18
Teelöffel gemahlener Zimt (kann schon zu viel sein!)	6

Kalte Mittags- und warme Abendmahlzeiten

Auch hier haben Sie die Wahl zwischen vielen Fertigmahlzeiten und selbst zubereiteten Gerichten. Natürlich können Sie alles nach Belieben mittags oder abends essen – oder auch zum Frühstück, wenn Ihnen danach ist. Es ist *Ihre* Diät...

Fertigmahlzeiten als Hauptgericht

Wenn Sie nur eine Mahlzeit am Tag essen wollen, haben Sie es leicht, Fertigmahlzeiten zu finden, die pro Portion 500 bis 600 Kalorien haben. Versuchen Sie Produkte auszuwählen, die Eiweiß und Kohlenhydrate in ausgewogener Menge enthalten, damit Sie nicht zu schnell wieder Hunger bekommen (ein Schoko-Käsekuchen oder ein Brownie ist vielleicht unter Ihrem Kalorienlimit, könnte aber schon bald die nächste Hungerattacke auslösen).

Wenn Sie an Ihrem Fastentag zwei oder drei Mahlzeiten zu sich nehmen möchten, werden Sie in Supermärkten oder im Internet bestimmt eine gute Auswahl an niedrigkalorischen Fertiggerichten oder auch speziellen Diät-Fertiggerichten finden, die Ihnen das auf abwechslungsreiche Art ermöglichen.

Ebenso kommen Beilagen auf Gemüsegrundlage infrage. Zwar sind sie oft für mehrere Portionen ausgelegt, aber wenn Sie zum Beispiel eine ganze Packung Blumenkohl in Käsesoße essen, können Sie sogar unter 300 kcal bleiben, und diese Beilagen sind oft schon sättigend.

Tipp: Wenn Sie sich für Fertiggerichte entscheiden, können Sie für einen intensiveren Geschmack selbst noch Gewürze oder frische Kräuter hinzufügen. Ich habe zum Beispiel in eine dünne Blumenkohl-Käse-Soße, in der man keinen Käsegeschmack wahrnehmen konnte, ein wenig französischen oder auch körnigen Senf gemischt; oder Sie könnten eine Soße oder ein Currygericht mit etwas fettarmem Frischkäse schmackhafter machen, ohne viele Kalorien hinzuzufügen. Auch Soja- oder Chilisoße verleihen faden Gerichten mehr Intensität.

Fertigsuppen

Suppen selbst zuzubereiten ist einfach und billig, aber wenn ich mir jede Mühe sparen will, kaufe ich oft Fertigsuppen, von denen es eine große Auswahl gibt und die manchmal sogar recht gut schmecken. Vor allem wenn es kalt ist und ein Salat einen nicht zufriedenstellt, sind Suppen eine leckere Alternative. Zudem hat die Forschung nachgewiesen, dass eine Suppe länger satt hält, weil sie länger im Magen verbleibt. Suppen gibt es als Pulver in Tüten, oft mit Einlagen, zum Aufgießen mit heißem Wasser, als Konserven und in Bechern, in denen sie nicht so lange haltbar, aber dafür frischer sind. Bechersuppen sind sehr praktisch, denn man kann sie auch gut mit zur Arbeit nehmen.

Ich esse oft sowohl zum Mittag- als auch zum Abendessen je eine Portion Suppe und dazu eine Scheibe Knäckebrot, um etwas zum Kauen zu haben (als ich versuchte, nur Suppe zu essen, stellte ich fest, dass ich die Konsistenz anderer Lebensmittel genauso vermisste wie deren Kalorien). Suppen und Eintöpfe finde ich für meine Fastentage auch deswegen sehr praktisch, weil eine ganze Mahlzeit in einem einzigen Topf ist.

Fertige Getreide- und Nudelgerichte

Bei Nudeln bekommen Sie für Ihre Kalorien nur eine sehr geringe Menge, aber wenn Sie etwas Festeres als Suppe möchten, das genauso praktisch ist, gibt es auch Reisgerichte im Becher zum Aufwärmen in der Mikrowelle. Sie ha-

ben pro Packung zwischen 300 und 400 Kalorien, Sie können sie also in zwei Portionen essen, vielleicht mit etwas
Gemüse aus dem Tiefkühlfach. Wenn Sie Fertiggerichte mit
Vollkornreis finden, desto besser, da man nach weißem Reis
schneller wieder Hunger bekommt. Achten Sie bei Fertiggerichten auch immer auf die Zusammensetzung der Nähr-
stoffe – vor allem sollten die Gerichte nicht zu viel Zucker
enthalten.

Ich möchte an dieser Stelle, auch wenn es eher in das
Kapitel mit selbst zubereiteten Gerichten gehört, etwas zu
Shirataki-Nudeln sagen, von denen in letzter Zeit in vielen
Diät-Foren die Rede ist. Die Nudeln werden aus einer Pflan-
zenknolle, der sogenannten Konjakwurzel (Teufelszunge),
hergestellt. Sie haben kaum Kalorien und sollen gut sättigen. Momentan sind sie so beliebt, dass sie überall, wohin
ich kam, ausverkauft waren, aber ich habe unterschiedliche
Kommentare dazu gehört und gelesen. Ja, sie sättigen, und
mit einer Gemüsepfanne oder ein paar Garnelen oder magerem Fleisch können sie ein gutes Gericht bilden. Aber
machen Sie sich keine Hoffnung, dass sie tatsächlich wie
»richtige« Nudeln schmecken. Sie können sogar einen leicht
fischigen Geruch haben. Manchmal findet man sie zusammen mit Tofu in einem Fertiggericht, was sie etwas interessanter machen kann. Sie sind übers Internet oder in Asien-
läden erhältlich.

Ein Couscous zuzubereiten ist gar nicht so einfach, aber
es gibt Couscous-Fertiggerichte, denen Sie nur noch Wasser
hinzufügen und sie dann einige Zeit kochen müssen. Auch
Couscous lässt sich gut mit Erbsen oder Mais aus Ihrem

Tiefkühlfach gehaltvoller machen oder mit einem Veggie-Würstchen oder einem Veggie-Burger servieren.

Selbst zubereitete Hauptgerichte

Alle Eier- oder »Auf-Toast«-Gerichte aus dem Abschnitt »Frühstück« können Sie natürlich genauso gut zu einer anderen Tageszeit essen. Bohnen auf Toast gehört zu den Gerichten, bei denen überhaupt niemand merkt, dass Sie eine Diät machen – die Bohnen schmecken besonders gut, wenn Sie sie mit ein wenig Chiliflocken oder -soße würzen.

Für mehr Abwechslung können Sie auch im Internet stöbern, dort gibt es viele Seiten mit tollen Anregungen für kalorienarme Mahlzeiten einschließlich Zutatenliste, Zubereitungsanleitung und Kalorien- sowie Nährwertangaben. Empfehlenswert sind beispielsweise www.brigitte.de/rezepte/rezepte/low-carb-rezepte oder www.essen-und-trinken.de/low-carb.

Ich beschränke mich in diesem Abschnitt auf einfache Gerichte, die kaum als »Rezepte« zu bezeichnen sind – sie sind eher Vorschläge für einfache Fastenmahlzeiten, wenn Sie nicht viel Zeit mit Kochen verbringen oder sich nicht lange in der Nähe der Versuchungen (der Küche!) aufhalten wollen.

Fleisch und zwei Beilagen

Wenn Sie das typische, normale Hauptgericht aus Fleisch oder Fisch und zwei Beilagen auch an Ihren Fastentagen essen möchten, müssen Sie natürlich etwas vorsichtiger sein, aber aufgeben müssen Sie es nicht – ein weiteres Gemüse als zweite Beilage spart Kalorien und macht das Gericht nicht langweiliger, eher bunter.

Ich habe Ihnen eine Tabelle mit Vorschlägen für Kombinationen und Portionsgrößen zusammengestellt; mixen Sie die Zutaten nach Ihrem Belieben. Betrachten Sie die Kalorienangaben als Richtwerte, und wann immer möglich, überprüfen Sie Kalorienangaben auf den von Ihnen gekauften Packungen. Die meisten gedünsteten oder gekochten Gemüse haben pro 100 Gramm etwa 30 bis 35 Kalorien, Erbsen und Mais haben etwas mehr.

Fleisch/Fisch	Gemüse 1	Gemüse 2	Kalorien insg.
Lachs kleines Filet, 100 g 135 kcal	**Zuckerschoten** 100 g 32 kcal	**Pilze** in kalorienfreiem Kochspray gebraten, 60 g, 10 kcal	177
Thunfisch Steak, 75 g 115 kcal	**Zuckermais** aus der Dose, 75 g 50 kcal	**Spinat** ½ Tasse gekocht und abgetropft, 32 kcal	197
Garnelen 100 g 80 kcal	**geschmorte Tomaten** zehn Stück, 30 kcal, mit kalorienfreiem Kochspray geschmort und 5 ml Balsamico 5 kcal	**Grüne Bohnen** 100 g 30 kcal	145
Huhn 100 g Brustfilet 100–140 kcal	**Broccoli** eine Tasse gedünstet, 30 kcal	**Paprikaschoten** gemischt in Scheiben, 80 g, 25 kcal	155–195
Pute 100 g Brustfilet 100–140 kcal	**Babykarotten** tiefgefroren, eine Handvoll, 80 g, 18 kcal	**Blumenkohl** 100 g gedünstet 25 kcal	143–183
Burger oder Wurst aus Fleischersatz Burger 50 g 80 kcal eine Wurst 50–60 kcal	**Süßkartoffel** klein, 133 g 105 kcal	**Zuckererbsen** 50 g 34 kcal	189–219

Alles in einem Topf

Die folgenden Rezepte sind einfach und frisch und auf vielfältige Art variabel. Verwenden Sie sie als Grundlage für gesunde, nahrhafte und kalorienarme Mahlzeiten an Ihren Fastentagen.

EINFACHES GEMÜSECURRY (150 Kalorien pro Portion – ergibt zwei Portionen)

Ersetzen Sie die Gemüse je nach Saison und Vorliebe durch beliebige andere – und passen Sie unter Umständen die Kalorien an. Sie können dieses Curry auch mit einer Portion Fleisch oder Fisch (zum Beispiel aus der Tabelle im vorherigen Abschnitt) servieren.

2 Knoblauchzehen, zerdrückt	200 g Blumenkohl oder
1 Zwiebel, fein gehackt	Broccoli, in kleinen Röschen
1 TL (5 ml) Öl	100 g Möhren,
1 TL Chilipulver	kleingeschnitten
1 TL gemahlener Ingwer	100 g Kartoffeln, in kleinen
1 TL Kurkuma	Würfeln
100 g grüne Bohnen,	1 TL Tomatenpüree
kleingeschnitten	20 g Sultaninen

- Knoblauch und Zwiebel in einem großen Topf in dem Öl etwa fünf Minuten anbraten, dann die Gewürze hinzufügen und noch eine Minute mitbraten.

- Alle Gemüse und 300 ml Wasser hinzufügen, dann die anderen Zutaten.
- Zum Kochen bringen und bei geringer Hitze bedeckt etwa eine halbe Stunde garen.

Dieses Curry hält sich im Kühlschrank 48 Stunden, falls Sie die zweite Portion für Ihren nächsten Fastentag aufheben wollen.

MEDITERRANES OFENGEMÜSE (148 Kalorien pro Portion – ergibt vier Portionen)

Zu diesem Gericht passen alle Kräuter oder Gewürze, die Sie mögen – versuchen Sie einmal Chiliflocken. Pilze, Babymais oder Butternut-Kürbis-Scheiben (1 cm dick, damit sie durchbacken) schmecken auch köstlich.

3 TL Olivenöl	1 große Knoblauchknolle
4 große Zucchini, in Scheiben	(nicht gehäutet)
5 Flaschentomaten,	1 Strauß Rosmarin, in kleine
in Scheiben	Zweige geteilt, oder Oregano
2 Auberginen, in Scheiben	oder Thymian

- Backofen auf 220 °C/Umluft 200 °C/Gas Stufe 3–4 vorheizen. Ein Drittel des Öls auf dem Boden einer Metallform oder feuerfesten Keramikform verteilen, dann die Gemüse darauflegen – in die Mitte die Knoblauchknolle. Die Kräuter zwischen die Gemüselagen schieben, einen Teelöffel Olivenöl obenauf träufeln und würzen.

- 45 Minuten bis eine Stunde im Backofen backen, bis die Gemüse an den Rändern braun werden, währenddessen das restliche Öl zugeben. Sie können weniger Öl nehmen, es ist aber bereits sparsam berechnet.
- Mit dem Knoblauch in seiner Haut servieren, die Zehen dann über dem Gemüse ausdrücken.

Wenn Sie mehr zubereiten, als Sie brauchen, machen Sie aus dem Rest Suppe: Mit Wasser und einer Dose Tomaten in einen großen Topf geben und zum Kochen bringen. Wassermenge der von Ihnen gewünschten Konsistenz anpassen. Abkühlen lassen und im Topf mit einem Zauberstab pürieren.

SUPEREINFACHES PFANNENGEMÜSE
(160 Kalorien pro Portion – ergibt zwei sehr großzügige Portionen)

Dies ist ein weiteres Grundrezept, das Sie mit verschiedenen Gemüsen zubereiten können – sehr gut eignen sich Paprikaschoten und Frühlingszwiebeln oder Schalotten. Sie können auch im Supermarkt Beutel mit fertig gemischtem Gemüse kaufen.

Wenn Sie das Gericht mit Fleisch oder Fisch zubereiten wollen, braten Sie diese in dem Öl vor, damit sie auch bestimmt durchgegart sind. Dann beiseitestellen, Gemüse in derselben Pfanne anbraten und alle Zutaten zusammen garen, nachdem Soja- und Chilisoße hinzugefügt sind.

Alternativ können Sie als vegetarische Protein-Option

dünn geschnittenen Tofu gleichzeitig mit dem Gemüse zugeben oder gleich nach der Soja- und Chilisoße ein verquirltes Ei.

1 EL Pflanzenöl	500 g gemischtes Gemüse,
1 rote Chilischote, in feine	zum Beispiel Pak Choi,
Ringe geschnitten (nur	Babymais und Broccoli
wenn Sie es scharf mögen)	1½ EL Sojasoße
1 Knoblauchzehe, in feinen	2 EL süße Chilisoße
Scheiben	

- Öl in einem Wok oder einer Pfanne erhitzen, Chili und Knoblauch darin eine Minute lang anbraten.
- Gemüse einrühren, sodass alle Gemüse mit dem Würzöl überzogen sind. Zwei bis drei Minuten braten.
- Soja- und Chilisoße zugeben, weitere zwei bis drei Minuten kochen, bis die Gemüse gar sind (je nachdem, wie knackig Sie sie mögen).

Suppen

SCHARFE INDISCHE LINSEN-TOMATEN-SUPPE
(130 Kalorien pro Portion – ergibt zwei Portionen)

Eine sehr einfache, wärmende Suppe aus Zutaten, die Sie bestimmt in der Vorratskammer haben. Sie können die Menge verdoppeln, um den Rest einzufrieren.

1 Zwiebel, gehackt
Prise Chiliflocken
2 EL rote Linsen
400-g-Dose gehackte Tomaten

500 ml Gemüsebrühe
ca. ½ Bund frischer Koriander
nach Geschmack

- Alle Zutaten außer dem Koriander in einen Topf geben und erwärmen, bis die Flüssigkeit simmert.
- Bedecken und etwa 20 Minuten kochen, bis die Linsen weich sind.
- Koriander hinzufügen, eine weitere Minute kochen und mit dem Zauberstab pürieren. Abschmecken und servieren.

PILZ-TOM-YAM-SUPPE (40 Kalorien pro Portion – ergibt vier Portionen)

Sehr schmackhaft, sehr schnell und sehr wenig Kalorien.

1 l Hühner- oder Gemüsebrühe
1–2 EL Tom-Yam-Würzpaste
200 g frische Pilze (idealerweise eine Mischung, darunter Austern- und Shitake-Pilze)
4 getrocknete Shitake-Pilze, eingeweicht

Saft einer Limette
1 EL Fischsoße nach Geschmack
1 rote Chilischote, klein geschnitten
frische Korianderblätter nach Geschmack

- Brühe in einem großen Topf zum Kochen bringen, Paste und dann die Pilze hinzufügen.
- Fünf Minuten simmern, bevor die anderen Zutaten zuge-

geben werden. Abschmecken und falls nötig vor dem Servieren mehr Fischsoße hinzufügen.

GRÜNWEISSE SUPERSUPPE (76 Kalorien pro Portion – ergibt zwei Portionen)

Superviele Vitamine, supereinfach.

½ Bund Frühlingszwiebeln, in feine Ringe geschnitten
1 TL Olivenöl
1 kleine Kartoffel, geschält und in Würfel geschnitten

500 ml Gemüsebrühe
140-g-Beutel Salat, wie Brunnenkresse, Spinat, Rucola

- Frühlingszwiebeln im Öl andünsten, bis sie weich sind. Kartoffeln hinzufügen, weitere zwei Minuten braten.
- Mit Brühe auffüllen und köcheln lassen, bis die Kartoffeln weich sind (zehn bis 15 Minuten, abhängig von der Würfelgröße).
- Salat hinzufügen, eine Minute köcheln lassen, dann mit Zauberstab pürieren. Abschmecken und servieren.

SIEBEN-MINUTEN-MAISSUPPE (115 Kalorien pro Portion – ergibt eine Portion)

Eine einfache Suppe aus dem Vorratsschrank, die schön zufrieden macht – mit einem Chili-Kick.

1 mittelgroße Frühlings-zwiebel, klein geschnitten	100 g Zuckermais, tiefgefroren
	Prise Chiliflocken
300 ml Gemüsebrühe	20 ml frische fettarme Milch

- Topf mit kalorienfreiem Kochspray aussprühen, Frühlingszwiebel zwei Minuten dünsten.
- Alle Zutaten bis auf die Milch zu den Zwiebeln geben, fünf Minuten köcheln, dann Milch hinzufügen und grob pürieren. Abschmecken und servieren.

Gefülltes Gemüse

Gemüse sind ideale »Träger«, um sie mit anderen Zutaten zu füllen – mit wenigen Kalorien bringen sie Farbe in die Fastentage!

Portobello-Pilze sind flach und groß wie Hamburger und eignen sich ideal zum Füllen. Ich grille sie mit der Füllung oder lege sie kurz in die Mikrowelle – sie haben so wenig Kalorien, dass man sie auch als Burger in einem Brötchen servieren kann, gegrillt oder mit Kochspray gebraten.

FRISCHKÄSE-PILZE (66 Kalorien für zwei Pilze)

- Zwei große, flache Pilze (ca. 125 g, 20 Kalorien) mit einem Küchentuch abwischen. 30 g (2 EL) fettarmen Frischkäse mit Kräutern in die Pilze streichen und gehackte Kräuter und/oder schwarzen Pfeffer darüberstreuen. Entweder zwei Minuten grillen, bis sie ganz durchgewärmt sind, oder für 30 bis 45 Sekunden in die Mikrowelle stellen.
- Die mediterrane Füllung für das folgende Avocado-Rezept eignet sich auch gut für Pilz- oder Paprikafüllungen.

GEFÜLLTE AVOCADO (125 Kalorien plus Füllung Ihrer Wahl)

Avocados enthalten viel Fett, sind aber sättigend und sehr schmackhaft. Sie können sie kalt servieren, aber auch zur Abwechslung einmal warm. Ihre Form bietet sich als eine hübsche »Schüssel« für alle möglichen Füllungen an. Nehmen Sie eine halbe Hass-Avocado (125 Kalorien), und bewahren Sie die andere Hälfte im Kühlschrank auf, um Sie später am selben Tag zu verwerten – damit sie sich nicht verfärbt, mit dem Kern und etwas Zitronensaft auf den Schnittstellen lagern. Füllen Sie nun die eine Hälfte ganz nach Ihrem Belieben:

- Guacamalo-Stil: Füllung aus fertig gekaufter Salsa oder einer Mischung aus zwei gehackten Cherrytomaten, einer Prise Chiliflocken und einer halben, fein geschnittenen Frühlingszwiebel (weniger als 10 Kalorien).

- Frischkäse-Stil: Mit einem Esslöffel fettarmem Frischkäse füllen (alle Geschmackssorten, 20 Kalorien) – nun eventuell 20 bis 30 Sekunden in der Mikrowelle erwärmen oder fünf Minuten grillen und als eine Art Pastete mit Knäckebrot oder Kräckern servieren. Vor dem Grillen den Frischkäse mit kalorienfreiem Kochspray besprühen.
- Rucola und Balsamico-Essig: Einen Esslöffel Balsamico (15 ml: 15 kcal) in die Höhlung der Avocado geben, eine gute Handvoll Rucolablätter hinzufügen (20 g ist eine Menge und hat nur 4 kcal), großzügig schwarzen Pfeffer darübermahlen und mit einer Prise Meersalz bestreuen.
- Garnelen und Limette: 60 g gekochte Garnelen (ca. 45 kcal) mit dem Saft einer halben Limette (unter 10 kcal) oder kalorienarmem Dressing Ihrer Wahl vermischen.
- Mediterran und warm: Avocado mit kalorienfreiem Kochspray aussprühen und fünf Minuten grillen oder 20 bis 30 Sekunden in der Mikrowelle erhitzen. Dann befüllen mit einer Mischung aus einer gehackten, sonnengetrockneten Tomate (Öl gut abtropfen lassen), zwei entkernten Oliven, ein paar Kapern, einer halben, fein geschnittenen Frühlingszwiebel, etwas klein gezupftem Basilikum oder klein gezupften Rucolablättern (weniger als 20 Kalorien).

BLITZSCHNELL GEFÜLLTE PAPRIKASCHOTE
(92 Kalorien für zwei Hälften)

Mittelgroße rote oder gelbe Paprikaschote halbieren (Hälfte 31 kcal) und entkernen. Jede Hälfte mit drei Cherrytomaten (18 kcal für 6) und einer mit Messer oder Schere in feine

Ringe geschnittenen Frühlingszwiebel (5 kcal) füllen. Darüber 30 g fettarmen Frischkäse (40 kcal) verteilen und andere Geschmackszutaten aus dem Kapitel »Den Geschmack genießen« weiter oben.

Etwa zehn bis zwölf Minuten grillen oder im Backofen bei 200 °C etwa 30 Minuten backen, bis das Paprikafleisch weich ist und die Ränder gebräunt sind.

Salate

Ein Beutel bereits gewaschener Salat enthält sehr wenig Kalorien und ist eine gute Grundlage für einen schnellen Fastentag-Salat. Machen Sie daraus Ihre ganz persönliche Variante, indem Sie die folgenden Zutaten verwenden.

Salatzutat	Kalorien
½ Beutel vorgewaschener Salat (Sorte nach Ihrem Geschmack)	15–30
Cherrytomaten – pro Tomate	3
in Streifen geschnittene rote oder grüne Paprika – pro Paprika	30
Rote Bete, 50 g gekocht	16
Zuckermais – 50 g aus der Dose, abgetropft	40–50
Frühlingszwiebel, mittelgroß	8

Parmesan, dünn mit dem Sparschäler gehobelt, 10 g	40
Hüttenkäse, je nach Fettgehalt, 100 g	60–100
hauchdünner Schinken – je nach Stärke pro Scheibe	10–15
hauchdünne Putenfleischscheiben – je nach Stärke pro Scheibe	8–15
gekochte Garnelen, 50 g	40
Räucherlachs, eine Scheibe von 60 g	80–100
Artischockenherzen – je nach Dosengröße pro Portion	25–50
Kürbiskerne – 1 TL von 5 g	29
Pinienkerne – 1 TL von 5 g	35
Sonnenblumenkerne – 1 TL von 5 g	30
Walnüsse – 1 TL von 5 g	34
Büffelmozarella, ½ Päckchen von 60 g	170
½ kleiner Apfel, klein geschnitten, ca. 50 g	27
ganzes gekochtes Ei	70–80

A-Z – Inspirationen für Zutaten

Mit dieser Tabelle möchte ich Sie anregen, Ihre Fastentage abwechslungsreicher zu gestalten, und Ihnen neue Ideen für schnelle Gerichte liefern.

Nahrungs-mittel	Ideen	Kalorien
B wie Broccoli	Einfach supergesund. Schrecklich, wenn er zu lange gekocht wurde, lässt sich aber gut dünsten. Und haben Sie schon einmal probiert, ihn zu braten, bis er gut gebräunt ist? Die Ränder karamellisieren, wenn Sie die Röschen in dünne Scheiben schneiden, dann Sprühöl in einer Pfanne erhitzen und die Röschen-scheiben auf beiden Seiten braten. Gut wäre eine Dunstabzugshaube oder ein offenes Fenster, weil es etwas rauchen kann. Die Scheiben schmecken sehr gut mit Pfeffer und Salz und Soja- oder Chilisoße und haben wenige Kalorien.	100 g = 38
B wie Brunnenkresse	Brunnenkresse enthält viel Vitamin C, weitere Vitamine und Mineralstoffe. Ihr Geschmack ähnelt dem der Gartenkresse. Brunnenkresse eignet sich gut für einen nährstoffreichen Salat oder als Suppeneinlage.	100 g = 11

D wie Dijon-Senf	Oder jede Art Senf. Ich gebe ihn an viele herzhafte Gerichte, um diesen einen Schärfe-Kick mit wenigen Kalorien zu verleihen. Verwenden Sie ihn sparsam.	1 TL (5 ml) = 15
E wie Edamame-Bohnen	Die ganzen Schoten, die man in Asia-Restaurants serviert bekommt, gibt es tiefgefroren im Asialaden für zu Hause. Sie sind nahrhaft, sättigend und können die Lust auf einen Snack befriedigen.	50 g = 61
E wie Eis	Nicht ganz verboten, wenn Sie sorgfältig auswählen. Ein Wassereis ist die Abkühlung für Diäthaltende an heißen Tagen. Eiskugeln haben je nach Fett- und Zuckergehalt unterschiedlich viele Kalorien. Ein Frozen Joghurt hat im Allgemeinen viel weniger Kalorien und ist gerade im Sommer sehr erfrischend.	Solero Wassereis = 99 eine Kugel Milch-/Sahneeis = 100–170
E wie Eis am Stiel	Machen Sie sich Ihr eigenes Eis am Stiel mit zuckerfreiem Fruchtsaft, verdünntem Fruchtsaft, fettarmem Joghurt oder pürierten Früchten. Benutzen Sie eine wiederverwendbare Form und genießen Sie!	abhängig von den Zutaten
E wie Essig	Essig wird in einer Vielzahl schmackhafter Sorten angeboten: Obstessig, Sherry-Essig, Rotwein- und Weißweinessig und sogar Champagner-Essig. Außerdem gibt es mit Kräutern	1 TL Balsamico = 12–16 1 TL Weißweinessig = 1

	aromatisierten Essig, und fast alle Essigsorten haben kaum Kalorien. Als Dressing genügen die milderen Varianten ganz für sich, ohne Öl. Balsamico – der mehr Kalorien hat – passt wunderbar zu gekochtem Gemüse sowie Salat. Süß und sauer, hmm! Zudem hat Essig noch viele gesundheitliche Vorteile, einschließlich einer positiven Wirkung auf den Blutdruck, die Cholesterinwerte und die Insulinsensitivität.	
F wie fettarmer Feta	Feta hat einen starken und salzigen Geschmack, sodass ein wenig davon schon viel bringt. Probieren Sie ihn in einem griechischen Salat mit vielen Tomaten, schwarzen Oliven und Gurke, vielleicht mit etwas Rotweinessig oder einem fertigen, kalorienarmen Dressing.	50 g = 100–120
F wie Fruchtgummis	Wenn Sie Heißhunger auf Süßes mit Fruchtgummis stillen wollen, können Sie das mit der zuckerfreien Variante ohne nennenswerte Kalorien tun. Zu viele davon können allerdings abführend wirken.	ein Stück 5–15
I wie Ingwer	Einer Ihrer besten Freunde, um an den Fastentagen extra Pfiff ans Essen zu bringen. Ich bin ein großer Fan des reinen Geschmacks von eingelegtem Ingwer, der einem mit	25 g (viel!) = 10–15

	Sushi serviert wird – danach bin ich süchtig!	
J wie Joghurt	Joghurt gibt es in unzähligen Variationen, sowohl was den Fett- und Zuckergehalt als auch die Geschmackssorten angeht. Lesen Sie das Etikett, und wählen Sie einen mit wenig Kalorien.	sehr unterschiedlich je nach Fett- und Zuckergehalt.
K wie Kiwi	Enthalten sehr viel Vitamin C. Helfen auch bei Schlafproblemen – versuchen Sie ein oder zwei vor dem Schlafengehen!	ein Stück (80 g) = 38
L wie Linsen	Rote Linsen ergeben eine ausgezeichnete Suppe, siehe Rezeptteil. Die Gourmet-Variante Puy-Linsen ist sehr sättigend und auch eine nährstoffreiche und schmackhafte Basis für einen Salat.	100 g = 130
M wie Mandarine	Mandarinen lassen sich leicht schälen und haben die perfekte Portionsgröße. Sie enthalten viel Vitamin C und sollen nach neueren Studien sogar das Risiko von Herzinfarkt, Diabetes und Schlaganfällen vermindern sowie gegen Gewichtszunahme helfen.	eine kleine Mandarine = 37
M wie Mandeln	Gesund, auch wenn sie wie alle Nüsse ziemlich viele Kalorien haben. Allerdings kann eine kleine Handvoll schon sehr sättigend sein.	1 ganze Mandel = 7 1 TL (5 g) = 31

	Ich verwende sie auch gemahlen – ein Teelöffel im Joghurt verleiht einen süßlichen Geschmack, hat kaum Kalorien und hält den Hunger länger fern.	
N wie Nudeln	Probieren Sie Shirataki-Nudeln (im Asia-Laden erhältlich), die weniger als 20 kcal pro Portion haben. Sie schmecken am besten mit einer intensiven Soße, für mehr Geschmack kann man sie auch vor der Weiterverarbeitung eine Minute trocken rösten.	eine Portion = weniger als 20
O wie Oreo-Cookies	Vielleicht liegt es daran, dass diese schwarzweißen Cookies so hübsch aussehen, aber ich bete sie geradezu an. Die kleine Version kann ohne allzu viele Kalorien Süßhunger stillen, wenn man es bei einem oder zwei Keksen belassen kann.	1 Cookie = 52 ½ Paket Mini-Cookies = 60
Q wie Quinoa	Die Quinoa-Pflanze (Kenner sprechen das Wort »kinwa« aus) wurde ursprünglich von den Inkas auf dem Anden-Hochland angebaut. Quinoa hat einen hohen Proteingehalt und ist sehr sättigend, sodass man nicht viel davon braucht. Sie können es in Salaten verwenden oder zu anderen Gerichten als Alternative für Reis.	100 g gekocht = 145
R wie Ricotta	Ein vielseitig verwendbarer italienischer Frischkäse in unterschiedlicher Konsistenz. Der cremige Ricotta	25 g = 30–50 kcal, je nach Marke

	eignet sich für Dips, Soßen und sogar als Ersatz für Mayonnaise in Salaten. Lesen Sie die Etiketten, und wählen Sie einen mit wenig Kalorien.	
R wie Rote Bete	Nun, Sie wissen ja längst, dass ich ein Rote-Bete-Fan bin. Besonders mag ich sie mit Chili gewürzt oder mit Kurkuma gebacken und mit etwas fettarmem Joghurt oder Kurkuma serviert. Rote Bete sind sehr gesund und ergeben mit Rucola, Cherrytomaten, Balsamico und etwas klein geschnittenem Apfel einen köstlichen Salat. Ich mag sie auch in Kombination mit Mozzarella.	50 g gekocht = 16
S wie Salsa	Fertig gekaufte Salsa kann sehr gut sein, aber nichts geht über eine selbst gemachte; diese wird nach einem Tag im Kühlschrank noch besser. 1 mittelgroße Zwiebel, fein gehackt 2 EL Essig 2 EL Salz 1 mittelgroße rote Paprika 1 Tomate, klein gewürfelt ½ Gurke, klein gewürfelt ½ Stange Sellerie, klein gewürfelt je 1 Prise Chiliflocken, schwarzer Pfeffer, Oregano 1 TL Worcestersoße	eine Portion = 14

	Die Zwiebel in dem Essig und einem Esslöffel Salz einweichen und über Nacht stehen lassen. Paprika rösten, bis die Haut beginnt braun zu werden, entkernen, klein hacken und zu den anderen gehackten Gemüsen, Gewürzen und der Zwiebel geben. Abschmecken. Ergibt acht Portionen.	
S wie Schinken	Genau richtig, wenn Sie Heißhunger auf etwas Herzhaftes haben. Parma ist eine zwar teure, aber sehr köstliche Sorte; versuchen Sie zwei Scheiben mit sechs dünnen Scheiben Melone.	Melone und Schinken = 80
S wie Schokolade	Hmmh… Zu viel davon dürfen Sie nicht essen, aber zwei oder vier Stücke von der dunklen Sorte können reichen, um den Heißhunger zu stillen. Dunkle Schokolade ist süß, aber nicht zu süß, und enthält eine Menge Antioxidantien.	10 g (vier kleine Stücke) = 50
S wie Spargel	Sehr nahrhaft, sättigend und köstlich. Schmeckt gedünstet, gekocht oder – am einfachsten – in der Mikrowelle gegart. Mit Salz, Pfeffer und Zitronensaft servieren oder mit einem pochierten Ei, in das der Spargel getaucht wird! Sie können ihn auch vorkochen und dann grillen. Ein großartiges Sommergericht.	fünf Stangen = 25

| W wie Weihnachten | Gänsebraten und Weihnachtslecke-reien vertragen sich schlecht mit Fastentagen. Aber diese Diät ist ideal für alle Arten von Festzeiten – Sie können einfach ganz tugendhaft an den Tagen danach zweimal fasten, was sich nach dem reichhaltigen Essen sogar sehr entlastend anfühlen kann. | |

Naschereien und Snacks

Sind Snacks erlaubt?

Über Snacks zwischen den Mahlzeiten habe ich bereits etwas geschrieben. Im Allgemeinen vermeiden es die 5:2-Diäthaltenden, an den Fastentagen zwischen den Mahlzeiten zu essen. Aber es gibt Zeiten, in denen man unbedingt JETZT etwas braucht, und dann sollten Sie sich nach einer Option mit wenig Kalorien umsehen, anstatt etwas zu wählen, das gleich alles zunichtemacht, was Sie durch das Fasten erreicht haben...

Bioläden sind eine gute Quelle für Nüsse oder Studentenfutter, aber schauen Sie auf das Etikett! Mein liebster Snack überhaupt – scharf gewürzte Reiskräcker – sieht aus, als wäre er supergesund, ist aber meist sehr kalorienreich.

Ich gehöre zu denjenigen, die ab und zu Heißhunger

auf entweder etwas Süßes oder etwas Salziges bekommen, also sind hier ein paar mögliche Naschereien und herzhafte Snacks aufgeführt, falls eine Tasse grüner Tee es einfach nicht bringt.

Herzhafte Snacks

Snack	Kalorien
Miso-Suppe, 125 ml, mit Tofu oder Algen	25–35
Popcorn ohne Fett, Zucker und Salz, eine Tasse	31
Oliven, zehn grüne ohne Stein	42
Haferkräcker plus 2 TL (10 g) fettarmer Frischkäse oder 1 TL (5 g) Erdnussmus als Belag	35–50 15 30
Mini-Babybel rot	61
Mini-Babybel light	40
Mandeln (eine Mandel hat 7 Kalorien und sättigt gut), zehn Stück	70
Streifen gegrillter Frühstücksspeck mit einem Klacks Ketchup	87
japanisches Reisgebäck, 25 g	ca. 100
Salzstangen, zehn Stück	ca. 50
Pringles, zehn Stück	100

Süße Snacks

Süßigkeit	Kalorien
Fruchtgummis ohne Zucker	pro Stück 5–15
Kakaodrink aus Pulver und Wasser	40
Milky Way Mini	69
Jaffa Cake Orange, ein Keks	46
kleine Portion Vanille-Softeis	50–60
85%ige Schokolade, 10 g	55
mittelgroße Pfirsiche, zwei Stück	76
20 Kirschen	80
Raffaelo, ein Stück	62
dünne Scheibe Roggenmalzbrot	85
kleine Banane	90
Ingwerkekse, zwei Stück	90
Solero Eis Exotic 75 g	90
getrocknete Aprikosen, vier Stück	95
Datteln, vier Stück	96

Praline, ein Stück	58
Baisernest mit sechs Erdbeeren	100

Essen im Restaurant

Auch wenn es selbstverständlich erscheint: Ich versuche, an Fastentagen nicht außer Haus zu essen, weil es sehr schwierig ist, eine gute Wahl zu treffen, und man nicht wirklich weiß, wie viele Kalorien man zu sich nimmt. Sie haben vielleicht weiter vorn von meiner Versuchung gelesen, als ich in meinem Lieblingscafé eine Suppe essen wollte, sich dann aber herausstellte, dass es am Wochenende keine Suppen gab. Ich entschied mich letztlich für Florentiner Eier, die mehr als meine Tagesmenge an Kalorien enthielten, mich aber immerhin für den Rest des Tages sättigten.

Wenn es aber vorkommt, dass Sie an Ihren Fastentagen außer Haus essen, verhalten Sie sich wie bei anderen Diäten auch – lassen Sie das Brot vom Tisch nehmen, oder geben Sie es gleich an Ihre Freunde weiter. Wählen Sie Suppen – idealerweise mit einer Gemüsegrundlage und nicht die cremigen – und Salate, und bitten Sie darum, dass man Ihnen das Dressing extra serviert. Magerer Fisch oder Huhn mit Gemüse sind nicht aufregend, geben Ihnen aber eine Kontrolle über das, was Sie verzehren. Wenn all das nicht geht – wenn Sie der Versuchung nachgeben wollen oder es plötzlich einen Grund zum Feiern gibt –, dann ist es noch einfacher: Fasten Sie stattdessen am nächsten Tag!

Essensplaner Fastentage für jeden Geschmack

Sie haben nun alle Werkzeuge, die Sie brauchen, um Ihre eigenen Fastentage zu planen. Als zusätzliche Hilfe habe ich Ihnen einige Tagespläne aus den Rezepten und Fertigmahlzeiten des Buches zusammengestellt. Benutzen Sie die Pläne als Grundlage für Ihre eigene Essensplanung, falls Sie sie hilfreich finden, oder schlagen Sie Ihren ganz persönlichen Weg ein! Es gibt auch Leerformulare, in die Sie Ihre Pläne eintragen können.

Männer bekommen zu den für Frauen erlaubten 500 Kalorien noch 100 dazu – also habe ich in den Tagesplänen noch eine extra Ration für Männer eingebaut.

Ein Sternchen hinter einem Gericht bedeutet, dass Sie das Rezept dafür in diesem Buch finden.

Tag mit großem Mittagssalat

Etwas für Tage mit einer richtigen Mahlzeit – ein großer Berg Salat mit allen möglichen Zutaten. Ich habe ihn beim Picknick im Freien mit Freunden gegessen. Er hat etwas mehr als die erlaubten Kalorien, ist aber voller Proteine und Fett, sodass ich bis zum nächsten Tag satt war.

Mahlzeit	Essen	Kalorien
Frühstück		
Mittagessen	Büffelmozarella, 60 g	174
	Rucola, 15 g	3
	Rote Bete, 75 g	30
	Balsamico-Essig aus Modena, 5 ml	5
	Avocado, 50 g	78
	kleines Vollkornbrötchen	86
	Weißkohlsalat, 40 g	132
Abendessen		
Snacks		
Insgesamt		508

Zusatzoption für Männer: 125 ml Weißwein (perfekt zu diesem Picknicksalat) = 110 Kalorien

Suppentag

Ein Tag mit zwei ziemlich sättigenden Mahlzeiten und einem Snack – für die Männer sogar zwei!

Mahlzeit	Essen	Kalorien
Frühstück	schwarzer Kaffee	
Mittagessen	Kartoffel-Lauch-Suppe mit weißen Brot-Croûtons	120 79
Abendessen	Grünweiße Supersuppe* Hühnerbrust 100g Salsa 100 g Broccoli, gedünstet 60 g Pilze, gebraten mit Kochspray, dann erwärmt mit 20 g Frischkäse mit Schnittlauch	76 100 14 32 10 32
Snacks	1 zuckerfreies Fruchtgummi	10
Insgesamt		473

Zusatzoption für Männer: 1 mittelgroße Banane (90 kcal) oder 20 Salzstangen (100 kcal)

Familienfreundlich

Hier kommen Zusammenstellungen für die Tage, an denen Sie für die Familie nicht gesondert kochen wollen oder wenn Sie nicht möchten, dass irgendjemand merkt, dass Sie eine Diät machen. Essen Sie einfach die gleichen Sachen wie die anderen, aber servieren Sie ihnen Extras wie Müsli und verschiedene Joghurts zum Frühstück, zum Mittag mehr Toast mit Butter und Käse, abends Pilaw-Reis und Huhn oder Garnelen – dann wird den anderen gar nichts auffallen…

Mahlzeit	Essen	Kalorien
Frühstück	frische Himbeeren, 20 Stück 25 g Joghurt griechische Art	20 34
Mittagessen	1 Scheibe Toast mit 200 g Bohnen	92 144
Abendessen	Pilz-Tom-Yam-Suppe* einfaches Gemüsecurry*	40 150
Snacks	1 zuckerfreies Fruchtgummi	10
Insgesamt		480

Zusatzoption für Männer: 80 g Vollkorn-Pilawreis (100 kcal)

Das Superfrühstück

Dieses wunderbar reichhaltige Frühstück hält Sie den ganzen Tag satt!

Mahlzeit	Essen	Kalorien
Frühstück	2 Streifen magerer ungeräucherter Frühstücksspeck	106
	2 Portobello-Pilze, gegrillt	45
	1 TL Olivenöl	40
	8 Cherrytomaten	24
	Scheibe Vollkornbrot	90
	kleines Wiener Würstchen	100
	Bio-Ei, pochiert	75
Mittagessen		
Abendessen		
Snacks		
Insgesamt		480

Zusatzoption für Männer: 125 ml frisch gepresster Orangensaft (63 kcal), 100 g gemischte tiefgekühlte Beeren (30 kcal) – entweder ganz oder püriert als Smoothie.

Party-Time

Wenn Sie sorgfältig planen, können Sie auch zu Partys gehen. Natürlich gelten unterwegs die Kalorienangaben nur ungefähr, aber mit diesen Sachen kommen Sie weit!

Mahlzeit	Essen	Kalorien
Frühstück		
Mittagessen	Portion scharfe indische Linsen-Tomaten-Suppe*	130
Abendessen	7 Cherrytomaten 7 Möhrensticks 4 Gurkensticks 2 EL Hummus 2 EL Salsa gegrillter Hühnerflügel 2 Nigiri Sushi mit Lachs	21 35 4 23 15 55 125
Snacks	Cava, 125 ml	94
Insgesamt		502

Zusatzoption für Männer: 2 Grissini (40 kcal), 1 EL Guacamole (25 kcal), 1 Mini-Cocktailwürstchen (30 kcal) = 95

Kopiervorlagen für Ihre Planung

Auf den folgenden Seiten finden Sie Kopiervorlagen für die Planung Ihrer Malzeiten. Tragen Sie Ihre Planungen ein, und überprüfen Sie Ihre eigenen Fastentage. Schreiben Sie auch Ihre Stimmung und Ihre Gedanken mit dem Fortschreiten der Diät auf – so können Sie herausfinden, was Ihnen am besten tut.

Auf meiner Website **kate-harrison.com/5-2diet** (auf Englisch) können Sie eine Version des Formulars zum Ausdrucken herunterladen.

Datum:			
Mahlzeit	**Essen**	**Kalorien**	**Stimmung & Kommentare**
Frühstück			
Mittagessen			
Abendessen			
Snacks & Getränke			
	Insgesamt		

Datum:			
Mahlzeit	**Essen**	**Kalorien**	**Stimmung & Kommentare**
Frühstück			
Mittagessen			
Abendessen			
Snacks & Getränke			
	Insgesamt		

Kates 5:2-Tagebuch Teil fünf:

Januar 2013 und danach

Der neue Lebensstil – für immer?

Stimmung: hoffnungsvoll, erwartungsfroh, optimistisch

Gewicht am 16. Januar 2013: 64 Kilo

Insgesamt abgenommen: 9 Kilo

BMI: 24,2

Diättage: 160

Am 1. Januar 2012 war mein wichtigster Vorsatz, in diesem Jahr wieder zu einem gesunden Gewicht zurückzukehren – eine gute Absicht, an der ich in vielen Jahren davor immer wieder gescheitert war.

Und dieses Jahr habe ich es geschafft!

Ich weiß genau, dass mir das ohne 5:2 nicht gelungen wäre, und ich freue mich wahnsinnig.

Weihnachten: Die Gans war fett, aber ich wurde es nicht!

Vor Weihnachten war ich ein bisschen nervös, weil ich nicht wusste, wie ich mein Fasten bei so vielen gemeinschaftlichen Essen aufrechterhalten sollte. Ich entschied mich, flexibel zu sein und das Fasten während der Tage von Weihnachten bis Neujahr zu unterbrechen. Ich nahm in Kauf, dass ich etwas zunehmen würde, ich wusste ja, dass es nur für eine begrenzte Zeit wäre – und genauso ist es gewesen. Im Januar ging mein Gewichtsverlust insgesamt dann wieder weiter. Die meisten Diätgruppenmitglieder berichten, dass sie in dieser Zeit nur wenig zugenommen haben – oder sogar überhaupt nicht – und danach so begeistert weitermachten wie zuvor.

Winterwirbelsturm

Dieser Winter war für mich noch auf andere Art sehr stürmisch.

Im November habe ich die erste Ausgabe des Buches vollendet, und am Ende des Monats ging sie bei Kindle in den Verkauf. Innerhalb von Tagen stand das Buch ganz oben auf der Liste der meistverkauften Diätbücher. Ich bekam eine Flut von E-Mails und viele neue Forum-Mitglieder, die genauso begeistert wie ich davon waren, was für großartige Möglichkeiten dieser neue Ansatz für sie und ihr Leben bietet.

Auch meine ersten Diät-Mitstreiterinnen und -Mitstreiter haben über ihren Fortschritt berichtet. Andrew und seine Arbeitskollegen bewiesen unglaubliche Willenskraft:

Vor Weihnachten bekamen wir eine Schachtel Pralinen geschenkt – natürlich an einem Diättag! Wir alle stellten uns schon vor, wie wir am nächsten Tag die Pralinen aufessen würden. Doch am darauffolgenden Tag hatte niemand von uns mehr Lust darauf! Das scheint wirklich eine typische Veränderung zu sein – wir haben einfach nicht mehr das Bedürfnis, mehr zu essen, als wir brauchen. Die meisten, mit denen ich spreche, sind fasziniert von meiner Art zu essen und denken erst einmal, dass ich eine Diät mit eingeschränkter Nahrungs-

aufnahme mache – bis ich ihnen die Sache erkläre. Ich muss sagen, ich bin ein bisschen zum 5:2-Missionar geworden. Ich bin ziemlich gut darin, andere davon zu überzeugen, sogar einige ausgesprochene Skeptiker.

Wie ich selbst auch ist Tina besonders von den gesundheitlichen Wirkungen begeistert:

Ich glaube, dass unser emotionales und mentales Wohlbefinden sich sehr verbessert, indem wir weniger essen. Ich fühle mich viel positiver und klarer im Kopf, wenn das einen Sinn ergibt. Es ist ein bisschen, als würde man an einem frühen, knackig kalten Morgen hinausgehen und sich durch und durch lebendig fühlen :). Ich vermute, das ist die Geistesschärfe, von der Sie gesprochen haben. Früher nahm ich zwei verschiedene Tabletten gegen Bluthochdruck, aber seit ich abgenommen habe, ist mein Blutdruck sehr viel niedriger geworden. Ich habe es nur bemerkt, weil ich Herzklopfen hatte und deswegen zu meinem Arzt gegangen bin. Nachdem er meinen Blutdruck überprüft und gesehen hatte, wie niedrig er geworden war, erklärte er, dass ich die Tabletten nicht mehr nehmen müsste. Zum ersten Mal nach etwa 20 Jahren brauche ich überhaupt keine Medikamente! Auch meine Freunde und die Familie halten die Diät für großartig. Und meine Schwägerin, die Nichte meines Mannes und eine meiner Freundinnen sind sogar schon unserer Gruppe beigetreten, weil sie alle finden, dass ich richtig gut aussehe!

Auch Linda freut sich über die positiven Veränderungen:

Meine Mutter hatte wie jedes halbe Jahr ein Familientreffen organisiert, und mein Neffe, den ich seit sechs Monaten nicht mehr gesehen hatte, kommentierte: »Meine Güte, Linda, wo ist der Rest von dir geblieben?« Mein einziges »Problem« ist, dass ich mich den größten Teil meines Lebens von Nahrungsmitteln mit wenig Kalorien ernährt habe, deswegen ist es jetzt schwierig für mich, an meinen »Genusstagen« Sachen mit »normalem« Kaloriengehalt zu essen. Also esse ich oft noch ein paar Kekse oder trinke ein Glas Wein, um die fehlenden Kalorien wettzumachen!

Die wissenschaftliche Forschung über das intermittierende Fasten wird fortgesetzt, und ich werde von neuen Ergebnisse auf der Seite the5:2dietbook.com berichten. Zum Schluss möchte ich noch einige Fragen beantworten, die ich in letzter Zeit häufig gestellt bekam.

Ganz ehrlich – haben Sie manchmal daran gedacht, diese Diät aufzugeben?

Die Antwort ist: nicht ein einziges Mal. Fast alle Diäten, die ich schon hinter mir habe, gab ich spätestens nach vier Monaten auf. Bei dieser passiert es höchstens ab und zu, dass sich unerwartet die Umstände ändern – ich gehe gern aus, um etwas zu feiern, oder es ruft plötzlich eine Freundin an, um mit mir essen zu gehen. Dann sage ich nicht ab, sondern ich verschiebe den Fastentag einfach. Hier geht es nicht um alles oder nichts – es geht um kleine, aber beständige Veränderungen.

Werden Sie mit 5:2 aufhören, wenn Sie Ihr Ziel erreicht haben?

Nein. Ich bin nur noch knappe zwei Pfund davon entfernt, aber ich mag die Vorstellung, weiter einen Tag in der Woche zu fasten – als eine Art regelmäßige Kontrolle meiner Essensportionen, um meiner Gesundheit willen. Ich werde mich auch weiter einmal in der Woche wiegen, um einer schleichenden Rückkehr der Pfunde vorzubeugen. Ich hoffe aber, dass sich allein die Veränderung meines Essverhaltens auch weiterhin zu meinen Gunsten auswirkt.

Ist 5:2 nur ein weiterer Diätwahn, der nächstes Jahr zu Weihnachten schon wieder vergessen sein wird?

Meiner Meinung nach ist 5:2 wirklich etwas ganz anderes. Hier geht es nicht darum, ganze Nahrungsmittelgruppen auszuschließen oder merkwürdigen Essensersatz zu sich zu nehmen, den sich die Diätindustrie ausgedacht hat. Für mich geht es darum, dass Menschen, die von der heute riesigen Auswahl und ständigen Verfügbarkeit von Essen einfach überwältigt sind, eine Hilfe angeboten bekommen, um bessere Entscheidungen treffen zu können. Die natürliche Kontrolle des Hungergefühls, die Flexibilität, die Gesundheitsvorteile und die Nachhaltigkeit dieser Essensmethode unterscheiden sie grundlegend von jeder anderen Diät.

Außerdem ist es ein »Wahn«, den es schon seit langer Zeit gibt – seit dem unvermeidlichen und ehrlich gesagt schrecklichen Fasten-Essen-Lebensstil der Urmenschen bis zu den noch heute existierenden Fastenvorschriften in vielen Religionen. Eine Ruhepause von etwas, das man im Überfluss hat und konsumiert, wird seit Jahrhunderten als positiv für den Menschen angesehen. Im 20. Jahrhundert wollte niemand, der es sich leisten konnte, mehr hungern. Doch durch die Wiederentdeckung des Hungergefühls habe ich eine andere Wertschätzung für Nahrungsmittel entwickelt.

Eine schöne Perspektive

Ich schreibe dies am Abend eines Fastentages, an dem ich nur eine Hauptmahlzeit gegessen habe und keinen Hunger oder irgendwelche negativen Auswirkungen spüre. Das erinnert mich daran, was für ein Glück wir haben, wählen zu können, was und wann wir essen. Das Fasten hat bei mir viel mehr als nur einen erstaunlichen Gewichtsverlust bewirkt; es hat mir geholfen, die Kontrolle über mein Essverhalten wiederzuerlangen, und es hat dazu geführt, dass ich mich auf jede nächste Mahlzeit freue und sie als ein besonderes Vergnügen genieße.

Ich hoffe sehr, dass die Geschichten unserer wunderbaren Diäthaltenden, die ihre Kämpfe und ihre Erfolge mit Ihnen teilten, Sie inspiriert haben. Wenn Sie nach dem Lesen dieses Buches Ihre 5:2-Reise weiterführen wollen, gesellen Sie sich zu uns auf Twitter @the52diet, bei facebook.com/groups/the52diet oder auf der neuen Website the5-2dietbook.com (alle Seiten auf Englisch). Sie können sich den Foren anschließen, in Rezepten stöbern oder gratis Hilfsmittel herunterladen, die Ihnen das Leben erleichtern. Dort können Sie auch mit mir in Kontakt treten. Ich würde mich sehr freuen, von Ihnen zu hören!

Und wenn Ihnen dieses Buch gefallen hat oder Sie es anderen empfehlen möchten, wäre ich dankbar, wenn Sie vielleicht eine Besprechung hinterlassen würden.

Aber erst einmal – essen Sie weiter mit Genuss, fasten Sie weiter und genießen Sie Ihr Leben! Irgendwie schmeckt heutzutage alles so viel besser...

Herzlich
Ihre Kate

Anhang

Leserstimmen

»Ich liebe dieses Buch! Nachdem ich schon einige Wochen die 5:2-Diät gemacht hatte, war ich glücklich, auf diese wirklich hilfreiche Anleitung zu stoßen, die mir Unterstützung bietet, wenn es mich mal wieder hart ankommt! An dieser Diätmethode gefällt mir besonders ihre Einfachheit, und bei mir funktioniert sie wunderbar (neun Pfund weniger in acht Wochen, und hoffentlich geht's so weiter). 5:2 ist eine ausgezeichnete Methode, um Ihre Ziele zu erreichen, ob es Ihnen um Gewichtsverlust, Ihre Gesundheit oder beides geht. Danke, Kate, für dieses Buch; es ist wie ein Freund, der mir hilft, beharrlich meinen Weg zu verfolgen!«

»Als halbwegs fitter, sportlicher Mann interessiere ich mich für die langfristigen Gesundheitsvorteile, die eine Gewichtsreduzierung bringen. Kate Harrisons Buch ist in einem äußerst leserfreundlichen Stil geschrieben, es erklärt den wissenschaftlichen Hintergrund auf leicht verständliche Art und ist voller Beispiele und Motivationstipps. Und es bietet jede Menge Ideen für kalorienarme Menüs und Gerichte, für deren Zubereitung man nicht Jamie Oliver sein muss. Sehr inspirierend!«

»Mit Kates Hilfe habe ich die Fastentage überlebt. Ich habe schon so viele Erfolgsgeschichten gehört, also drücke ich mir selbst die Daumen, dass es diesmal langfristig klappt. Aber da die Methode auch Gesundheitsvorteile verspricht, kann ein Versuch ja nichts schaden! Das Buch ist informativ und humorvoll, beschreibt die Tatsachen in klaren Worten und zeigt ebenso, dass die Diät zwar eine Herausforderung, aber gleichzeitig ein Erlebnis ist – was mich optimistisch stimmt. Es ist gut, über Kates Erfahrungen und die der anderen zu lesen. Die Rezepte gefallen mir, und ich werde ganz bestimmt noch darauf zurückgreifen...«

»Ich, männlich und 32 Jahre alt, finde, dass sich das Buch sehr leicht liest, und freue mich schon darauf, meine eigene 5:2-Diät zu beginnen! Die Quellenangaben sind toll und enthalten viele gute Ideen. Für alle, die mit dieser Art Diät noch nicht vertraut sind, ist das Buch eine ausgezeichnete Einführung.«

»Das Konzept hat meine Begeisterung geweckt, was bisher nicht oft vorkam, wenn ich wieder mal eine Diät anfing. Jetzt freue ich mich schon darauf, an meinem 50. Geburtstag in eine enge Jeans zu schlüpfen!«

»Ein fantastisches Buch. Ich habe die Diät gemacht – und sie funktioniert tatsächlich. Wenn Sie dieses Jahr nur ein Buch kaufen wollen, das Ihnen beim Abnehmen helfen soll, dann dieses! Sie werden es nicht bereuen. Ich habe in den letzten 20 Jahren wirklich alles probiert. Das hier ist die einzige Diätmethode, die ich wirklich durchhalten konnte und kann. Auch die Vorteile für die Gesundheit zeigen sich sehr schnell.«

»Ein gut geschriebenes Buch von einer Frau, die wie viele von uns die meiste Zeit ihres Erwachsenenlebens mit Gewichtsproblemen gekämpft hat. Dadurch kann man sich gut einfühlen, und der Text ist einfach zu lesen. Ich werde diese ›Diät‹ versuchen, sobald ich nach den Weihnachtsferien wieder anfange zu arbeiten. Neues Jahr, neuer Körper!«

»Kates ehrliche und leicht verständliche Anleitung hat mir durch die ersten Fastentage geholfen. Wenn ich unsicher geworden bin, habe ich einfach nachgeschlagen. Ich mag die lockere Art, in der Kate einen mit auf ihre Reise nimmt und ihre Erfahrungen teilt. Wenn Sie daran denken, die 5:2-Diät zu machen, kann das Ihre Bibel werden.«

(Alle Lesermeinungen für die englische Kindle-Ausgabe)

Dank an ...

... Araminta, Peta und Sophie dafür, dass sie beim Beginn der 5:2-Reise da waren. Zusammen sind wir ein schlankes, rankes Abnehmteam.

... die großartigen Mitglieder der 5:2-Diät-Facebook-Gruppe und vor allem an diejenigen, die mir alles über ihre Diätgeschichte, ihre Sorgen um ihre Gesundheit und ihre Erfahrungen beim Diäthalten erzählt haben.

... vor allem an Linda für ihre großartige Grafik und ihr Verständnis; und danke an Jenny M. für ihre fantastische Reaktion auf den frühen Entwurf.

... Fena Lee in Singapur, die die Idee für den Umschlag umsetzte.

... Amanda und das sternenklare Team bei Orion, die dafür gesorgt haben, dass das so schnell ging.

... meine Eltern dafür, dass sie mir beigebracht haben, gerne zu essen und gerne essen zu gehen.

... Rich, der dafür gesorgt hat, dass ich ab und zu meinen Schreibtisch verlassen und gegessen habe, geschlafen habe und an andere Dinge gedacht habe als ans Diäthalten.

Besonderen Dank an das »Horizon«-Team des BBC und insbesondere Dr. Michael Mosley für das Programm, das so viele Menschen inspirierte, diesen neuen Ansatz auszuprobieren, um ihre Ernährung und Gesundheit zu verbessern.

Am allermeisten schulden wir den vielen Wissenschaftlern Dank, die so großartige Pionierarbeit im Bereich der Ernährung und Gesundheit leisten. Wir sind hungrig darauf zu erfahren, was Sie uns als Nächstes präsentieren werden...

Quellenangaben

Die Quellenangaben und Links sind nach Kapiteln geordnet. So können Sie Ihrem Interesse entsprechend zu den einzelnen Themen mehr erfahren. Wenn ein Link sehr lang war, habe ich einen bit.ly-Link verwendet – eine einfache Art, eine sehr lange Internet-Adresse abzukürzen. Sie brauchen nur den angegebenen Link in die Adressleiste Ihres Browsers einzugeben.

Damit Sie die Internetquellen auch direkt von Ihrem Computer aus aufrufen können, habe ich von allen Links eine frei herunterladbare Linkliste zusammengestellt. Sie finden sie unter **www.the5-2dietbook.com** und können sich damit eine Menge Tipparbeit ersparen! Auch wenn ich alle Links überprüft und für nützlich befunden habe, bin ich nicht für Inhalte anderer Autoren verantwortlich.

TEIL EINS
DIE 5:2-REVOLUTION

2. Die Mathematik des Abnehmens –
und warum sich Fasten rechnet

Dr. John Briffa erläutert, warum der BMI seiner Meinung nach nicht der beste Indikator für zukünftige Gesundheit ist (auf Englisch): http://bit.ly/W3i2Nr

The Telegraph über das Verhältnis von Größe und Gewicht als Maßstab für Herz-Kreislauf-Erkrankungen: http://bit.ly/UyneDE

Zusammenfassung einer Studie: http://1.usa.gov/SwIsLe

Darstellung einer Studie über intermittierende Kalorienrestriktion von Krista Varady: 1.usa.gov/fLnc4v

Auf *Marks Daily Apple Website* liegt die Betonung auf dem Leben in der Urzeit, sie bietet aber auch eine große Menge an Informationen über Fasten, einschließlich Zusammenfassungen wissenschaftlicher Arbeiten (auf Englisch, deutsche Übersetzung möglich): http://bit.ly/Uui9DP

3. Neue Kräfte tanken durch Fasten – damit Ihr Körper besser arbeitet und länger fit bleibt

Einfache Beschreibung des Vorgangs der Apoptose (programmierter Zelltod: http://reverendcohen.tumblr.com): http://de.wikipedia.org/wiki/Apoptose

Apoptose und Autophagie: http://de.wikipedia.org/wiki/Autophagozytose

Zusammenfassung mehrerer Studien zum Herauszögern des Alterungsprozesses bei Mäusen (auf Englisch): http://bit.ly/SwOFHh

Zeitschriftenartikel über ein Experiment mit genetisch modifizierten Mäusen, um eine erhöhte Produktion von FGF21 zu erreichen (auf Englisch): http://bit.ly/V8DiDM

Der Facharzt für plastische Chirurgie James Johnson führte eine Studie mit an Asthma leidenden Menschen durch, die die von Dr. Johnson entwickelte UpDayDownDay-Diät durchführten (auf Englisch): http://bit.ly/TUPKXF

Ein Überblick über die Forschung zum Fasten von Krista Varady und Marc Hellerstein. Die Übersicht ist von 2007 und also nicht auf dem neuesten Stand, enthält aber eine sehr gute Zusammenfassung verschiedenster Studien (auf Englisch): http://bit.ly/113ykL3

In einer neueren Übersicht (auf Englisch) http://bit.ly/ShaV4h werden noch mehr Studien vorgestellt.

Das *Genesis Breast Cancer Prevention Centre* in Manchester betreibt die Website genesisuk.org. Die Klinik hat mehrere Studien durchgeführt: Die Zusammenfassung einer Studie finden Sie hier (auf Englisch): http://1.usa.gov/XxFkNn. Eine Übersicht der von Genesis geleisteten Arbeit zum Herunterladen (auf Englisch): http://bit.ly/100sv2n

In diesen beiden Blogs wird untersucht, ob die physiologischen Reaktionen von Frauen auf das Fasten anders sind als die von Männern (auf Englisch): http://bit.ly/XxFowH und http://bit.ly/X7mTNi (auf Englisch, deutsche Übersetzung möglich)

4. Fasten ist gut fürs Gehirn

Informationen zum Wachstumshormon BDNF, einem Protein, das eine Hauptrolle in der Gesundheit des Gehirns spielt: http://de.wikipedia.org/wiki/Wachstumsfaktor_BDNF

Interessantes aus der Forschung zu Alzheimer und anderen Demenzformen sowie Schlaganfällen (auf Englisch): http://bit.ly/V5ewTv

Der Verfechter des Fastens Mark Sisson über die Funktionen des Gehirns und das Fasten: http://bit.ly/Qpanph

TEIL ZWEI
5:2 AUF IHRE ART

SCHRITT EINS: Wie viel möchten Sie abnehmen, und wie viel können Sie essen?

Auf Englisch: Myfitnesspal.com/tools
Begriffsklärung Kalorien und Kilokalorien: http://de.wikipedia.org/wiki/Kalorie

SCHRITT ZWEI: Ihr erster Fastentag

Ein Artikel über eine kürzlich erschienene Studie zu männlichen heimlich Diäthaltenden (auf Englisch): http://bit.ly/Yu9OmL

Über Kalium, Magnesium und Kalzium, um Krämpfe zu vermeiden: http://bit.ly/TsrDvY

Vergleichbare Informationen auf Deutsch: http://www.ge-sundheitshilfe.de/index.php?mode=31

Kiwis und Schlafstörungen (auf Englisch): http://1.usa.gov/W3jwqN

Die Diabetes-Website der Regierung von Großbritannien enthält gute Informationen zum glykämischen Index und zu Diäten sowie zur Krankheit selbst (auf Englisch): http://bit.ly/Tv2B2Y

Vergleichbare Informationen auf Deutsch: http://www.diabetes-deutschland.de/archiv/1144.htm

In der *Science Daily* stehen viele interessante und recht verständlich geschriebene Artikel (auf Englisch); beginnen Sie hier: http://www.sciencedaily.com, und folgen Sie dann den Links zu anderen Artikeln, die Sie interessieren.

SCHRITT DREI: Bestandsaufnahme und Vorausschau

Die Website getsomeheadspace.com (auf Englisch) bietet gratis eine Reihe Meditationsübungen sowie einige sehr nützliche Dokumente zum Herunterladen an, zum Beispiel eins zum achtsamen Essen. Vergleichbare Informationen auf Deutsch: http://achtsamessen.wordpress.com

Mehr über Achtsamkeit und Essen finden Sie in Zeitungsartikeln aus *The Independent* unter http://ind.pn/QsEwJp (auf Englisch) und *The New York Times* unter http://nyti.ms./U4Fis5 (auf Englisch)

Analyse einer Studie über Sport nach dem Fasten vom britischen National Health Service (auf Englisch): http://bit.ly/Vgv6Uh

TEIL DREI
ESSEN AUF 5:2-ART

Essens- und Fastentipps

Wie Chilis bei der Fettverbrennung helfen und den Stoffwechsel ankurbeln können (auf Englisch): http://bit.ly/11jyZHs

Frühstücksvorschläge

Erläuterung zur Analyse des glykämischen Index und zu anderen Gesundheitsaspekten Ihres täglichen Müslis: http://eatsmarter.de/ernaehrung/ernaehrungsmythen/muesli-gesund

Studie über die möglichen Nachteile von Müsliriegeln (auf Englisch): http://bbc.in/U4FCXC

Etwas zu den Nährwerten verschiedener Joghurt-Arten: http://www.kalorientabelle.net/milch-milcherzeugnisse/joghurt

Kalte Mittags- und warme Abendmahlzeiten

Wissenschaftliche Studie über die Sättigungswirkung von Suppe (auf Englisch): http://bbc.in/YahY4T

Ähnliche Informationen auf Deutsch: http://eatsmarter.de/ernaehrung/news/warum-suppen-satt-machen

Viele Informationen über Shirataki-Nudeln (auf Englisch): http://bit.ly/V5iFGS

A–Z: Inspirationen für Zutaten

Über Mandarinen und die möglichen gesundheitsfördern-
den Wirkungen des darin enthaltenen Wirkstoffs Nobile-
tin: http://bit.ly/Wfklpb((Link wird ersetzt))

Vergleichbare Informationen auf Deutsch: http://www.swr.
de/contra/-/id=7612/nid=7612/did=7882924/1au72jz/

Zum gesundheitlichen Nutzen von Essig (auf Englisch):
http://bit.ly/Ssvdcg

LINKS ZU ALLGEMEINEN SEITEN ÜBER FASTEN UND GESUNDES ESSEN:

Das »Horizon«-Fernsehprogramm der BBC mit dem Titel
Eat, Fast, Live Longer, das so viele inspirierte, hat seine eigene Website (auf Englisch):

http://www.bbc.co.uk/programmes/b01lxyzc

Das ganze Programm wird nicht mehr gezeigt, aber einige
Ausschnitte.

Vom Moderator dieses Programms Dr. Michael Mosley gibt
es einen Artikel über seine Erfahrungen auf der BBC-
Website (auf Englisch): http://bbc.in/UuhPVU und einen
ähnlichen im *Daily Telegraph* (auf Englisch): http://bit.
ly/11jCMol

REZEPTE

In dem oben angegebenen Artikel des *Daily Telegraph* gibt
es auch einen Link zu ein paar leckeren Rezepten für die
Fastentage (auf Englisch): http://bit.ly/V637jU

Auf der ausgezeichneten BBC-Rezepte-Website »Good Food«
werden detailliert die einzelnen Gänge von Menüs mit

Zutaten, Zubereitungszeit und Kalorienangaben präsentiert – auch die Kommentare der Nutzer sind hilfreich (auf Englisch): http://bit.ly/SsvbkI

Viele tolle Blogger posten Bilder ihrer eigenen Rezepte für die Fastentage von 5:2-Tage; lassen Sie sich von hübschen Fotos und leckeren Rezeptideen inspirieren (auf Englisch): http://bit.ly/13LBfIE

FOREN

Die Mitglieder unserer 5:2-Diätgruppe auf Facebook sind sehr sympathisch, und alle Angemeldeten können die Einträge einsehen (auf Englisch): http://www.facebook.com/groups/the52diet

Wenn Sie selbst posten wollen, müssen Sie sich registrieren. Es gibt auch ein neues Forum unter: 5-2dietbook.com

Das Forum »Mumsnet« auf 5:2 ist zu einer wahren Schatztruhe ausgezeichneter Ratschläge und hilfreicher Erfahrungen geworden – und Sie brauchen absolut keine Mum zu sein, um von all der Weisheit zu profitieren (auf Englisch): http://bit.ly/Tv3xUV

Das Forum »Money Saving Expert« ist weniger aktiv, aber auch sehr nützlich (auf Englisch): http://bit.ly/ToawLX

Weiterführende Literatur

The Hairy Dieters: How to Love Food and Lose Weight von den Hairy Bikers, Orion Publishing Group, 2012

Dieses Rezeptbuch bekommt von vielen Forums-Mitgliedern den erhobenen Daumen, die die großartigen Ideen der Hairy Bikers lieben.

The Fast Diet. Das Original. 5 Tage essen, 2 Tage fasten von Michael Mosley und Mimi Spencer, Goldmann Verlag, München 2014

Dr. Michael Mosley war der Moderator des BBC-Programms »Horizon«, und sein wissenschaftlicher Hintergrund garantiert eine einwandfreie theoretische Grundlage, während seine brillante Co-Autorin für einen ausgezeichneten praktischen Teil steht.

Die 2-Tage-Diät: 2 Tage reduzieren, 5 Tage normal essen – Garantiert abnehmen, von Dr. Michelle Harvie und Prof. Tony Howell, Goldmann Verlag, München 2014

Dr. Michelle Harvie ist eine mit mehreren Preisen ausgezeichnete Ernährungswissenschaftlerin. Sie arbeitet am University Hospital of South Manchester und ist spezialisiert auf die Prävention von Brustkrebs. Tony Howell ist

Professor der Onkologie an der University of Manchester. Er arbeitet außerdem am *Genesis Breast Cancer Prevention Centre.*

Die 50:50-Diät: Dauerhaft schlank mit dem 2-Tages-Rhythmus, von James B. Johnson und Donald R. Laub, Knaur TB Verlag, München 2010

Johnsons Buch erläutert sehr detailliert den wissenschaftlichen Hintergrund der von ihm entwickelten Diät. Die Essenspläne und der Einsatz von Diät-Mahlzeiten entsprechen nicht so sehr meinen Vorlieben, aber vielleicht sind Sie ja anderer Meinung!

Glossar

5:2, 6:1, 4:3 Unterschiedliche Arten des Fastens/der Kalorienrestriktion – die zweite Zahl ist im Allgemeinen die Anzahl der Tage, an denen man sein Essen einschränkt.

10in2 Fasten jeden zweiten Tag (1 = Esstag, 0 = Nichtesstag in 2 Tagen).

Bit.ly Hat nichts mit Fasten zu tun, ist aber eine sehr nützliche Art, lange Website-Adressen zu verkürzen – die Abkürzung direkt in die Adresszeile eingeben, und schon öffnet sich die gewünschte Seite.

BMI Body-Mass-Index – einfache Berechnung, bei der Größe und Gewicht einer Person in Relation zueinander gesetzt werden, um herauszufinden, ob das Gewicht die Gesundheit gefährden könnte. Nur ein grober Richtwert.

BMR Häufig auch im Deutschen gebrauchtes Kürzel für den Grundumsatz oder auch die basale Stoffwechselrate (englisch **b**asic **m**etabolic **r**ate); gibt an, wie viele Kalorien der Körper eines Individuums im Ruhezustand zum Überleben braucht.

Kalorienbedarf Kurz für den täglichen Kalorienbedarf, der angibt, wie viele Kalorien Sie bei Beibehaltung Ihres Gewichts brauchen. Grundlage der Berechnung sind Alter, Größe, Gewicht und körperliche Aktivität.

Fastentag Fasten bedeutet normalerweise, keine feste Nahrung zu sich zu nehmen (und in einigen Religionen auch nichts zu trinken). Die 5:2-Diäthaltenden benutzen den Begriff aber auch als Kürzel für ihr Essverhalten an den Tagen, an denen sie nur eine sehr eingeschränkte Menge Kalorien zu sich nehmen.

Genusstag Tag, an dem man normal isst. Auch Esstag oder Essenstag oder Nicht-Fastentag genannt.

Sachregister

Rezeptregister

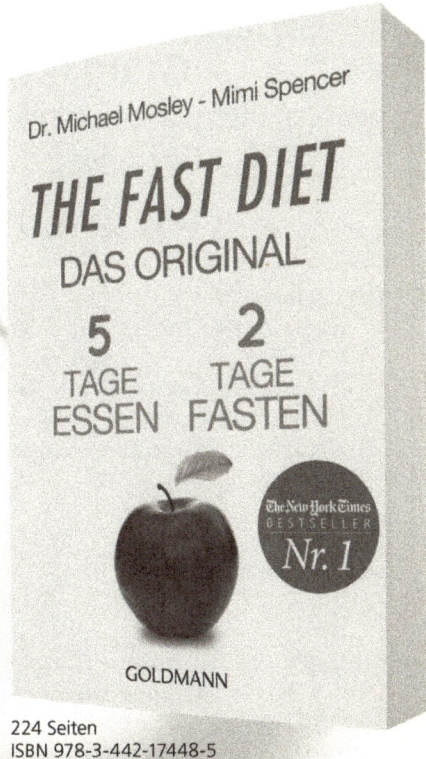
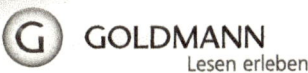

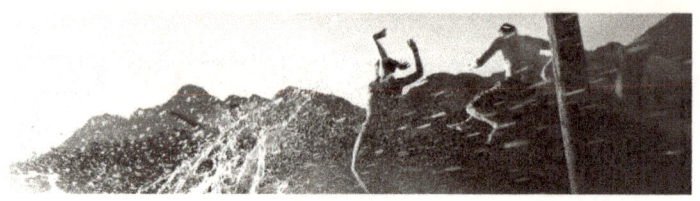

Um die ganze Welt des
GOLDMANN Verlages
kennenzulernen, besuchen Sie uns doch
im Internet unter:

www.goldmann-verlag.de

Dort können Sie
nach weiteren interessanten Büchern *stöbern*,
Näheres über unsere *Autoren* erfahren,
in *Leseproben* blättern, alle *Termine* zu Lesungen und
Events finden und den *Newsletter* mit interessanten
Neuigkeiten, Gewinnspielen etc. abonnieren.

Ein *Gesamtverzeichnis* aller Goldmann Bücher finden
Sie dort ebenfalls.

Sehen Sie sich auch unsere *Videos* auf YouTube an und
werden Sie ein *Facebook*-Fan des Goldmann Verlags!

www.goldmann-verlag.de
www.facebook.com/goldmannverlag

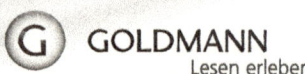

GOLDMANN
Lesen erleben